食事療法 おいしく続けるシリーズ

おかずレパートリー 慢性肝炎・肝硬変

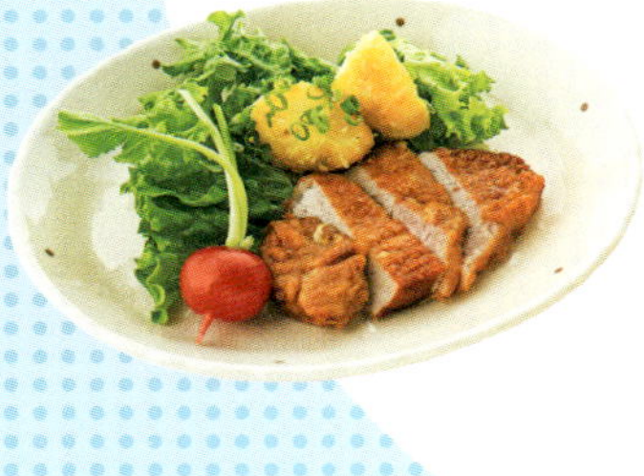

女子栄養大学出版部

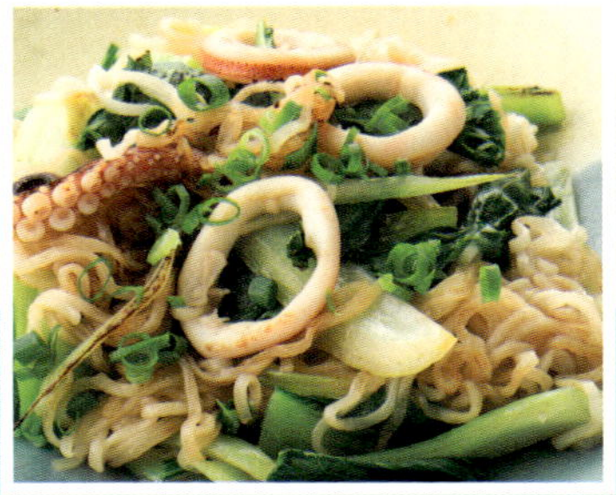

はじめに

かつては、肝臓病といえば高たんぱく質・高エネルギーの食事が常識のようにすすめられていました。しかし、その後、栄養の不足よりむしろ肥満が肝臓病の進行を早めてしまうことが明らかにされ、療養生活を送るうえで〝太らない〟ための生活習慣が重要な項目になってきました。

肝臓病の食事療法は、病気の進行の程度によって気をつけるべきポイントが異なります。慢性肝炎から肝硬変の初期ではバランスのとれた食事をとり、血液中のアルブミンを高く保つことがたいせつですが、肝硬変の非代償期になれば腹水・浮腫《ふしゅ》、肝性脳症などの症状が現われ、塩分制限やたんぱく質制限が必要となります。いきなり、「たんぱく質を控えましょう」「塩分のとりすぎに注意してください」といわれても、なにをどれくらい食べてよいのかピンとこないのではないでしょうか。

そんなかたのために、食事療法で気をつけるべきポイントを病気の程度に分けて紹介します。肉や魚の量が少なくても、野菜やきのこ、海藻などを組み合わせてボリューム感のある満足度の高い食事が満載です。また、ごまや青じそなどの香味食材、香辛料、酸味などを利用し、塩分を控えて

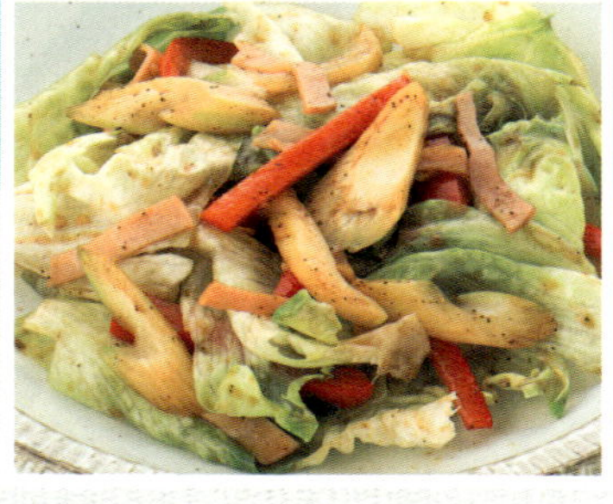

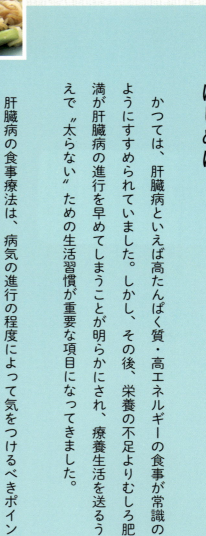

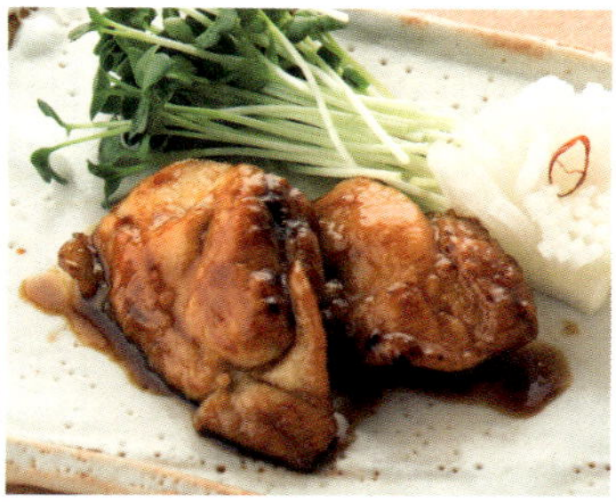

もおいしく感じることができます。本書では１日の献立、料理の組み合わせ例も多数掲載しています。これらを参考に毎日の献立作りに活用してください。

「Ｃ型肝炎になったら一生病気とつき合っていくことになるのか」「肝硬変だと、がんになるかもしれない」「ほかの人にうつさないだろうか」と病気に向き合って不安をかかえているかもしれませんが、肝炎ウイルスに対する治療は飛躍的に進歩してきました。副作用の少ない経口薬によってＣ型肝炎も治る時代になり、Ｂ型肝炎も症状をおさえられます。肝がんも早期発見により治療が容易になりました。最新の医療により適切な治療を受け、適切な療養生活を送れば、肝臓病の進行をおさえることは可能です。おいしい食事療法をおいしく続ければＱＯＬ（生活の質）も高まります。自分の身体を自分で積極的に管理するという意識を持って、豊かな療養生活を送ってください。本書がそのお役に立つことができれば幸いです。

慶應義塾大学看護医療学部教授　**加藤眞三**

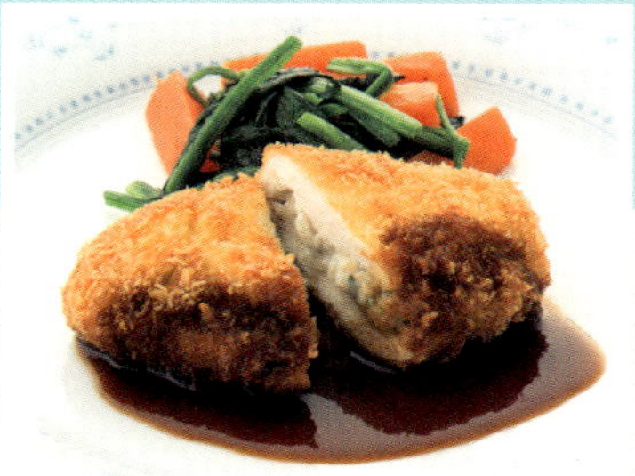

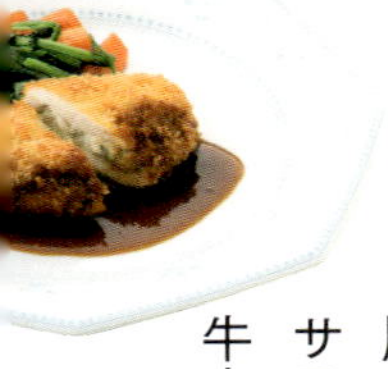

もくじ

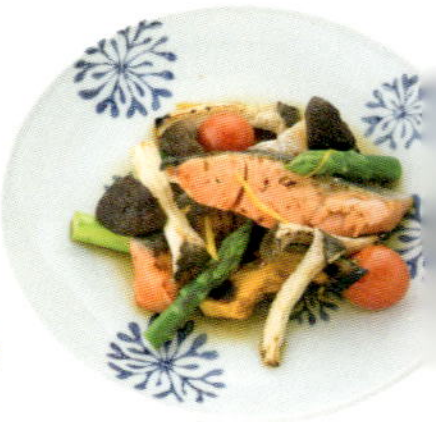

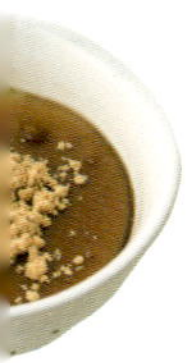

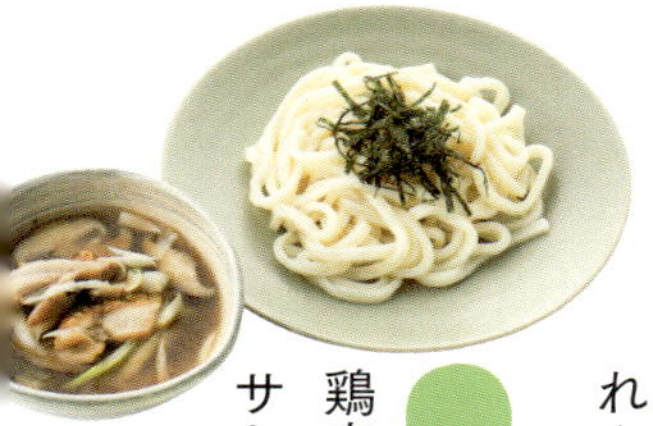

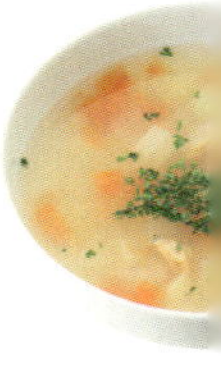

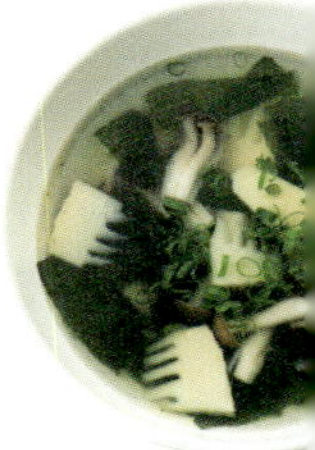

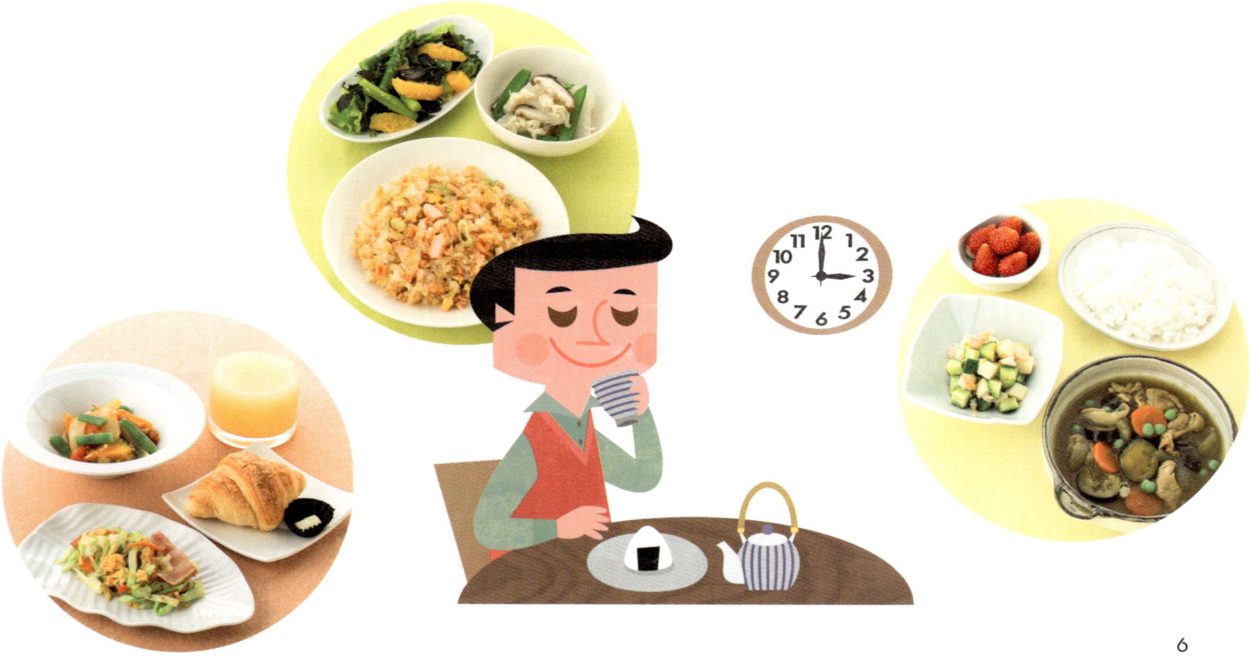

第1章

慢性肝炎・肝硬変の基礎知識

現在では、インターネットで病気について検索すると
膨大な情報が出てきます。その情報がありすぎて
調べているうちにかえって不安になることも少なくありません。
「慢性肝炎」「肝硬変」の原因、症状、治療法など正しい基礎知識を
ここでおさらいして肝臓病とじょうずにつき合っていきましょう。

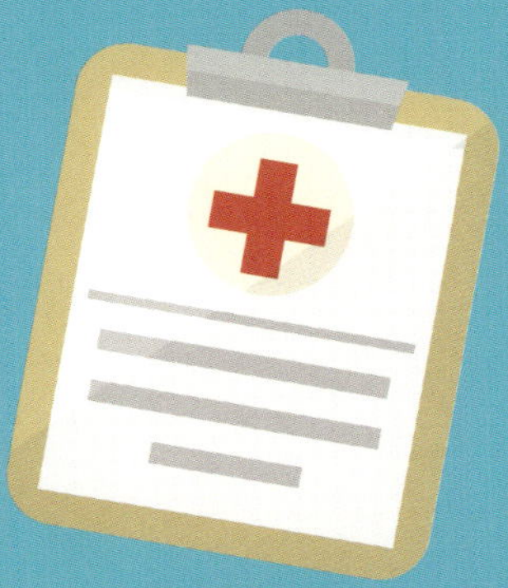

肝細胞のまわりに炎症が起きる「肝炎」

肝細胞が壊され続ける「慢性肝炎」

「肝炎」は肝細胞の周辺に炎症が起きた状態です。「急性肝炎」は、おもに肝炎ウイルスの感染が原因となり、急激に炎症が起こる病気です。ウイルスを一気に燃やして排除してしまおうとするために強い炎症が起きます。初めは風邪のような症状ですが、しだいに食欲不振や全身の倦怠感、黄疸《おうだん》などの症状が現われます。入院、安静が必要となりますが、適切な治療でほとんどの場合は6か月以内に症状は治まります。一方「慢性肝炎」では炎症の炎がくすぶるように弱いためにウイルスを排除しきれません。肝臓に慢性的な炎症が起こり、自覚症状がほとんどないままに肝細胞が長期間にわたって徐々に壊されていきます。慢性肝炎が続くと、肝細胞が線維に置きかわり、かたくなります。これを「肝臓の線維化」といいます。

急性肝炎は…

風邪に似た症状

初めは発熱、のどの痛み、頭痛など風邪に似た症状が現われる。

▼

急性肝炎

白目や肌が黄色くなる黄疸《おうだん》、食欲不振、全身の倦怠感、吐きけなどの症状が現れる。

▼

入院・安静

▼

6か月以内に沈静化

▼

治癒

慢性肝炎は…

ほとんど自覚症状はない

▼

肝臓の炎症が6か月以上続く

▼

慢性肝炎

健診などで偶然見つかるケースがあるが、自覚症状がなく、そのまま放置されることが多い。

▼

肝硬変

気づいたときには「肝硬変」に移行していることがある。

慢性肝炎の原因の7〜8割は肝炎ウイルス

「慢性肝炎」を引き起こす原因は肝炎ウイルスのほかに肥満、糖尿病、アルコールの過剰摂取、自己免疫の異常などさまざま。肝炎ウイルスにはA型・B型・C型・E型などがありますが、原因として最も多いのがC型、そしてB型であり、両者を合わせると慢性肝炎の7〜8割を占めます。

B型肝炎は、昔は出産時に母親から感染した人が多く、今は性的な感染がほとんど。肝炎ウイルスに対する治療の進歩により、現在は抗ウイルス剤でウイルス量と炎症をおさえ、病気をコントロールできるようになりました。

C型肝炎は1990年以前は輸血や血液製剤などがおもな感染源でしたが、現在ではそれらの感染はほとんどなくなりました。入れ墨、ピアスの針の使いまわしなどによる感染は今も見られます。C型肝炎は慢性化する率が高いのですが、最近は飲み薬だけでウイルスを排除することが可能です。

慢性肝炎の原因は…

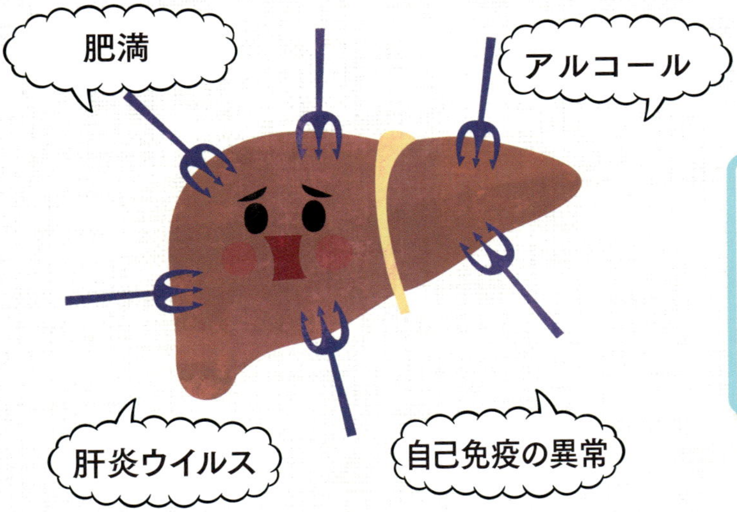

脂肪性肝炎

アルコールの飲みすぎや肥満、糖尿病によって肝細胞に脂肪がたまり、肝臓に炎症が起こる。肝臓の線維化が進んで肝硬変になり、肝がんを併発する場合も。

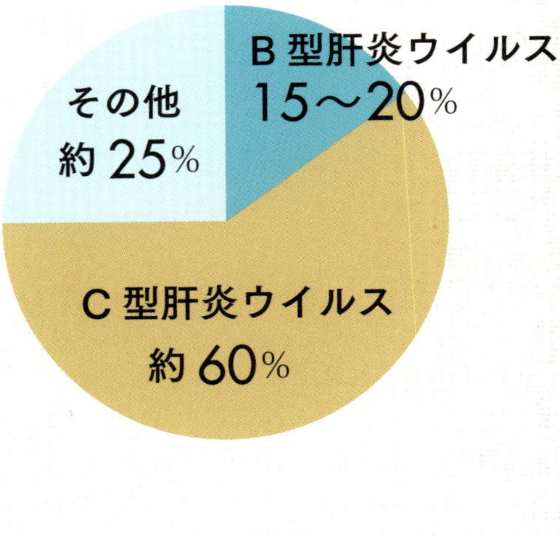

肝炎ウイルス

ウイルスの感染が原因で急激に肝臓に炎症が起こり、慢性化しやすい。日本の慢性肝炎の約 60%が C 型肝炎ウイルス、15 〜 20%が B 型肝炎ウイルスの感染が原因。

肝臓がかたくなる「肝硬変」

肝臓には予備能力があり「代償期」には症状がない

慢性的に炎症が起こって肝細胞の破壊と再生がくり返されると、肝細胞が線維に置きかわります。この線維化が進むと「肝硬変」になります。文字どおり、肝臓がごつごつとかたくなった状態です。正常な肝細胞が少なくなり、肝臓の機能が低下してきます。

しかし肝臓はきわめて予備能力が高い臓器です。肝硬変の「代償期」の段階では残った肝細胞で肝臓の働きをカバーして肝機能が維持されるので、ほとんど症状がありません。肝硬変が進行してさまざまな症状が重なって現われてくると「非代償期」と呼ばれます。肝炎ウイルスに対する治療は「代償期」までにすませることがたいせつです。

「チャイルド・ピュー分類※」

	1点	2点	3点
肝性脳症	なし	軽度	ときどき昏睡
腹水	なし	軽度	中程度以上
血清ビリルビン値	2.0 未満	2.0 ～ 3.0	3.0 超
血清アルブミン値	3.5 超	2.8 ～ 3.5	2.8 未満
プロトロンビン活性値（%）	70 超	40 ～ 70	40 未満

上表の項目の検査結果を基準として5項目の合計点数でA、B、C 3段階に分類し、肝硬変の度合いをみる。

5～6点	肝障害度 A
7～9点	肝障害度 B
10～15点	肝障害度 C

肝障害度 A

症状が比較的軽く、合併症が少ない「代償期」

肝臓には機能的に予備能力があり、肝臓の一部に障害が起こっても残りの部分がそれをカバーして働くため、「代償期」ではほとんど症状がない。

肝障害度 B,C

さまざまな症状が現われる「非代償期」

肝臓の「代償能」にも限界があり、肝硬変の状態の進行とともに肝機能が低下し、さまざまな症状が現われる。BよりもCのほうが肝硬変重度に。

※肝硬変は重症度によって分類され、治療法を決定します。その際に用いられるのが「チャイルド・ピュー（Child- Pugh）分類」です。

「非代償期」は対症療法が中心に

肝硬変の「非代償期」では黄疸《おうだん》、腹水、浮腫《ふしゅ》(むくみ)、肝性脳症などの症状が現われます。肝硬変が進行すると副作用が出やすくなり抗ウイルス薬が使えなくなり、症状をコントロールする対症療法が中心となります。

腹水や浮腫に対しては栄養の摂取、塩分制限、利尿剤の使用などが一般的な治療法です。肝性脳症は、脳内の神経伝達が障害を受けるために睡眠障害、意識障害や精神症状が起こります。肝性脳症が出現するとたんぱく質の制限が重要になります。便秘になるとアンモニアが高くなり脳症を悪化させます。排便の調整がたいせつになります。

食道静脈瘤や出血性胃炎・胃潰瘍などにより消化管出血をきたす場合もあります。内視鏡や服薬による出血の予防がたいせつです。

黄疸の進行は重篤な肝臓病(肝不全)の指標の一つです。肝臓移植も治療の選択肢の一つですが、年齢、ドナーの選択、経済的な負担など今でもハードルの高い治療法です。

非代償期のおもな症状と合併症

こんな合併症も

肝性脳症

脳内の神経伝達が障害を受けるために昼と夜が逆転する睡眠障害、集中力の低下、異常行動、意識障害、昏睡などの症状が起こります。

食道静脈瘤

食道や胃粘膜にある静脈がこぶのようにふくらむ。破裂すると大出血してたいへん危険。

門脈圧亢進症

消化管から吸収した栄養などを肝臓に運ぶ血管が門脈。肝硬変では門脈の血流が悪くなり、食道静脈瘤や痔《じ》をきたしたり、へその周辺の静脈が拡張する。

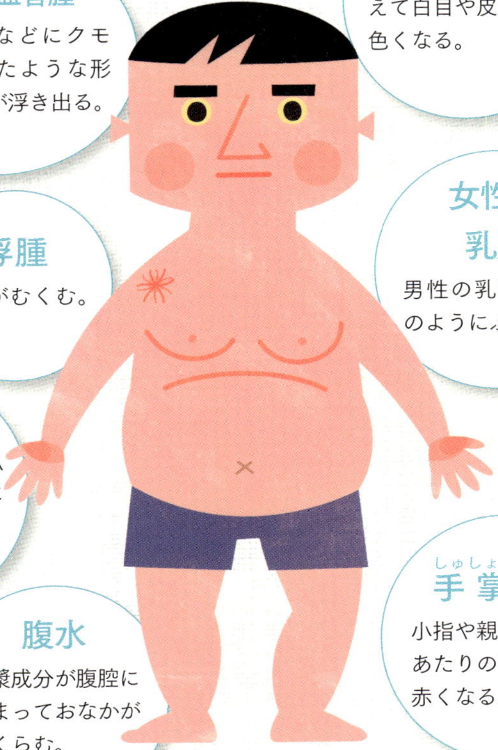

黄疸

ビリルビン色素が増えて白目や皮膚が黄色くなる。

クモ状血管腫

首、胸、肩などにクモが足を広げたような形に赤く血管が浮き出る。

女性化乳房

男性の乳房が女性のようにふくらむ。

浮腫

手足がむくむ。

出血傾向

血液凝固因子や血小板が少なくなり体に出血斑ができやすくなる。

手掌紅斑《しゅしょうこうはん》

小指や親指のつけ根あたりの手のひらが赤くなる。

腹水

血漿成分が腹腔にたまっておなかがふくらむ。

慢性肝炎・肝硬変の食事の基本

適正エネルギーをとって体重を管理する

肝臓病というとかつては、「高たんぱく質・高エネルギー食」がすすめられた時期がありました。しかしその後、栄養の不足よりも肥満が肝臓病の進行を促すことが明らかになり、現在では、「適正なエネルギーをとって太らないこと」がたいせつです。

肥満かどうかを判定する指標「BMI」は22を目標とし、身長から適正体重を計算します。その適正体重から1日に食べる適正エネルギー量を計算します。

食事療法の基本ルールは4つ。次ページで紹介します。

体重を管理して太らない！

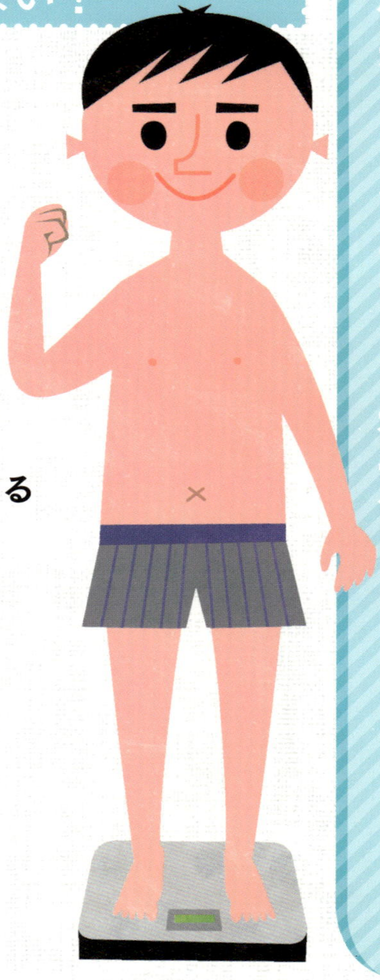

1日の食事の適正エネルギーは…

① 適正体重を計算する

身長（m）×身長（m）× 22（BMI）＝□（kg）

② 適正体重から適正エネルギーを計算する

適正体重（kg）× 25 ～ 35（kcal）＝□（kcal）

※デスクワークが多い人、主婦でも活動量が少ない人は 25 を、活動量が普通で立ち仕事が多い人は 30 を、力仕事など活動量が多い人は 35 をかけます。

たとえば身長 160cm（1.6m）／活動量が普通の場合は

① 1.6 × 1.6 × 22 ＝約 56（kg）

② 56 ×（30 ～ 35）＝ 1680 ～ 1960（kcal）

食事療法4つの基本ルール

野菜は1日350g以上、きのこ、海藻、豆類を組み合わせる

野菜はビタミン、ミネラル、食物繊維を豊富に含みます。食物繊維は、理想的な腸内細菌叢《そう》（腸内にすみつく細菌の集まり）を作ります。レタスやトマトなどの生野菜のサラダでは、たくさん食べているようでじつは充分な量をとることができません。蒸す、ゆでる、少量の油でいためるなど加熱してかさを減らし、野菜を1日350g以上、これにきのこ、海藻、豆類も組み合わせると食物繊維、ビタミン、ミネラルを充分とることができます。

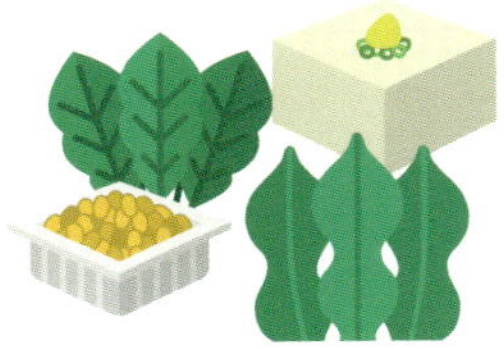

ごはん、パン、めん類などの主食はこまめにとる

糖質は体にとってたいせつなエネルギー源です。食品から摂取した糖質は腸内でブドウ糖に分解され、全身に運ばれてエネルギー源として使われます。あまったブドウ糖は肝臓でグリコーゲンに合成されて蓄えられます。空腹時に血糖値が下がると、肝臓はグリコーゲンをブドウ糖に分解して、血液中に放出します。肝硬変では肝臓で血糖を調節する力が落ちるので、ごはんなどの主食は1日3食、きちんと食べることが肝要。夜間の飢餓状態から肝臓を守るために、就寝前に200kcal程度の糖質中心の補食をとることを指導される場合もあります。

脂肪と塩分のとりすぎに注意する

脂肪はホルモンや細胞膜の材料となり、細胞機能を働かせるために不可欠です。とはいえ、とりすぎは肥満の原因に。肉は脂肪の少ない部位を選ぶ、フッ素樹脂加工のフライパンを使う、植物油を少量使うなどして脂肪のとり方をくふうしましょう。また劣化した脂肪は肝臓の負担になります。古い油は避け、ポテトチップスなどの揚げ菓子類のとりすぎに気をつけましょう。加えて、塩分（食塩摂取量）のとりすぎにも要注意。1日の塩分の目安量は男性8g未満、女性は7g未満です。腹水や浮腫《ふしゅ》の症状が出てきたら1日6gまでにおさえましょう。

たんぱく質は良質なものを組み合わせて適量とる

筋肉、血液、骨、ホルモン、そして肝細胞の材料ともなるたんぱく質。たんぱく質を意識して肉や乳製品をとりすぎると高脂肪の食事となり、肥満につながります。肉は脂肪の多い部位は避け、魚、卵、豆や豆腐などの大豆食品を組み合わせて〝良質なたんぱく質を適量とる〟ことがたいせつです。組み合わせることによってさまざまなアミノ酸がバランスよく摂取できます。

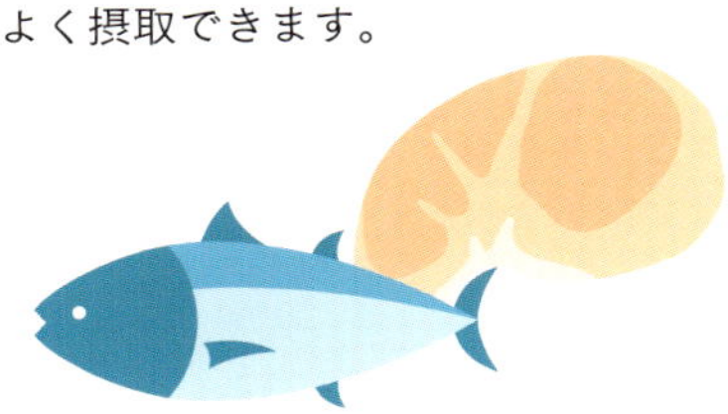

肝性脳症がある人

　肝臓の機能が低下すると、アミノ酸を代謝するときに生成されるアンモニアを解毒することができずに血液中のアンモニア濃度が上昇します。これを下げるためには食事からとるたんぱく質、特に肝性脳症を起こしやすい動物性たんぱく質の制限が必要となります。強い肝性脳症が出たときは入院して禁食となります。症状がおちついてきたら体重１kgあたり１日0.5gのたんぱく質から始めて退院となり、外来通院時に１gまで徐々に増やしていきます。血液中のアルブミンやBCAA（分岐鎖アミノ酸）が低下していればBCAA製剤で補います。一度でも肝性脳症を起こした経験のある人は、予防のためにたんぱく質の摂取量を意識しましょう。

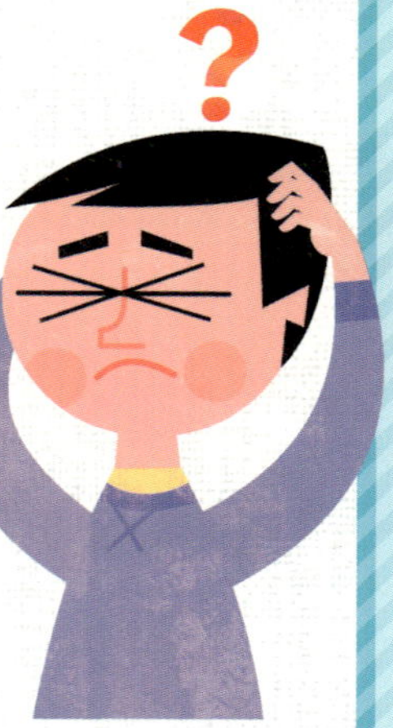

適正体重（kg）× 0.5 ～ 1（g）＝□（g）

※適正体重の求め方は 12 ページ参照
※適正体重が 70kg の人は 70 ×（0.5 ～ 1 ）＝ 35 ～ 70（g）

食品に含まれるたんぱく質の量

食品	たんぱく質
豚ロース肉１切れ（100g）	19.3g
アジ１尾（70g）	13.8g
牛もも薄切り肉（100g）	19.3g
鶏胸肉 ½ 枚（140g）	29.8g
サケ１切れ（100g）	22.3g
牛乳コップ１杯（150g）	5.0g
プロセスチーズ１個（15g）	3.4g
プレーンヨーグルト（80g）	2.9g
卵Ｍサイズ１個（55g）	6.8g
もめん豆腐 ½ 丁（150g）	9.9g
納豆１パック（40g）	6.6g
じゃが芋（135g）	2.2g
胚芽精米ごはん（150g）	4.1g
パン６枚切り１枚（60g）	5.6g

たんぱく質をおさえるコツ

- パンよりごはんを選ぶ
- 低たんぱく質食品を利用する
  （89 ページ参照）
- 野菜、きのこ、海藻など
  たんぱく質の少ない食品を加える

- たんぱく質の多い野菜は控えめにする（枝豆、ブロッコリー、大豆もやし、竹の子など）
- だし、香辛料、油でうま味を足す

腹水・浮腫《ふしゅ》がある人

肝臓がかたくなることで胃や腸から肝臓に血液が戻りにくくなったり、肝臓で作られるアルブミンが減ると血液内の水分が血管外にもれやすくなり、腹水や浮腫（むくみ）となって現われます。これらの症状をおさえるためには塩分を1日3～6gに制限する必要があります。それでもむくみがとれないときは利尿剤を内服します。症状がひどいときは水分を1日1リットル程度に制限することもありますが、塩分制限が基本の対処法です。

減塩を続けるコツ

- 酸味、香りを生かして
  うす味をカバーする
- 揚げる、焼くなどして香ばしさを
  アクセントにする
- しょうゆはかけずにつけて食べる
- めん類の汁は残す
- 漬物、練り物、ハム・ウインナー
  など塩分を多く含む食品を控える

栄養状態が悪い人

機能が低下した肝臓の代わりに筋肉でアンモニアが処理されるときにBCAA（下記参照）が消費されます。また糖質を蓄える力が落ちて糖質が不足したときもBCAAがエネルギー源となります。このような場合には、BCAA製剤で栄養を補います。BCAA製剤は血液中のアルブミン値を上げて栄養状態を改善するほか、肝性脳症の再発予防にも役立ちます。

BCAAとは

BCAAは分岐鎖アミノ酸（バリン、ロイシン、イソロイシン）の総称です。BCAA製剤はBCAAを補うための経口薬。血液中のアルブミンを上げたり、肝性脳症の再発予防に使われます。就寝前に糖質を補う目的で、夜食として服用する場合もあります。

肝性糖尿病を合併した人

肝臓で糖を調整する力が低下するために、食後に高血糖になり、空腹時には低血糖になる「肝性糖尿病」になりやすくなります。一度にまとめて食べすぎないこと、血糖値を急激に上げる食べ物（砂糖、甘い菓子類、果物）の食べすぎを避けましょう。また空腹時間を長くしないように少量ずつ間食や夜食をとり、血糖を安定させることも有効です。

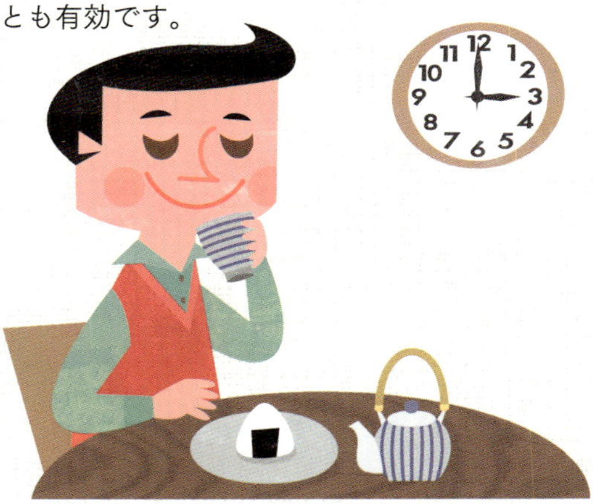

本書の使い方

肝臓病の症状の程度別に「主菜」「副菜」「主食」「汁物」「デザート」を掲載。たんぱく質の制限がきびしくなる肝硬変非代償期のかたのために低たんぱく質の主菜も充実。

「なにをどれくらい食べる」をイメージしやすいように「慢性肝炎から肝硬変代償期」「肝硬変非代償期（軽症の人）」「肝硬変非代償期（重症の人）」と肝臓病の症状の程度に合わせた１日の献立例を紹介しています。

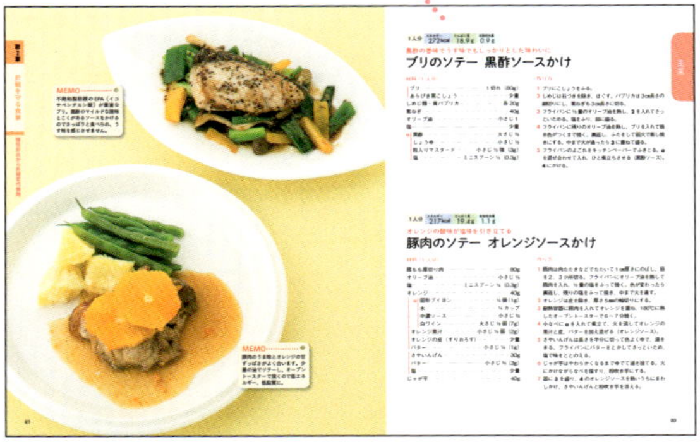
ブリのソテー 黒酢ソースかけ

豚肉のソテー オレンジソースかけ

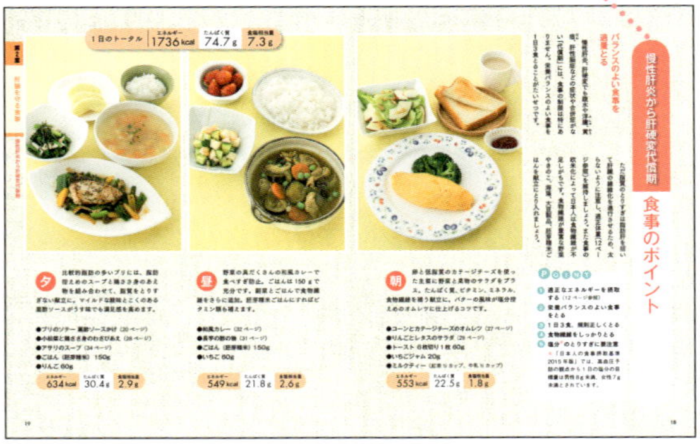
慢性肝炎から肝硬変代償期

食事のポイント

レシピを組み合わせた献立例も多数紹介。1食分のエネルギー、たんぱく質、塩分（食塩相当量）も掲載しているので症状の程度に合わせて選ぶことができます。１日の献立を組み立てるときに活用してください。

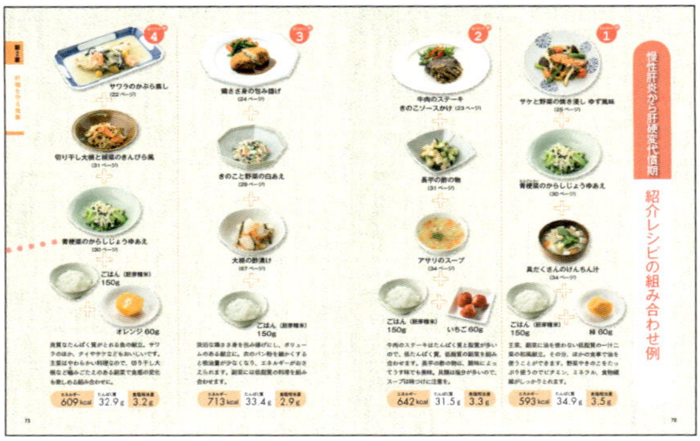
慢性肝炎から肝硬変代償期

紹介レシピの組み合わせ例

「料理レシピ」「栄養成分表示」の見方

- レシピの分量は、基本的に正味重量（下処理したあとの口に入る重さ）で示しています。
- 調味料は塩＝精製塩、砂糖＝上白糖、酢＝穀物酢、しょうゆ＝濃い口しょうゆ、みそ＝淡色辛みそや赤色辛みそを使っています。
- 食物繊維、ビタミンなどをより多く摂取するために、献立（メニュー）のごはんはすべて胚芽精米ごはんを使用しています。
- １カップは 200mℓ、大さじ１は 15mℓ、小さじ１は 5mℓ、ミニスプーン１は 1mℓです。
- 「塩」の分量は「ミニスプーン 1/4」（精製塩で 0.3g）まで表記し、それ未満を「少量」と表記しています。
- 火加減は特に表記がない場合は「中火」です。
- フライパンはフッ素樹脂加工のものを使用しました。
- 電子レンジは 600W のものを使用しました。お使いの電子レンジの W 数がこれより小さい場合は加熱時間を長めに、大きい場合は短めにして、様子を見ながら加減してください。
- 「食塩相当量」は「ナトリウム」の量を「食塩（塩化ナトリウム）」に換算した量です。

ミニスプーン
（実物大）

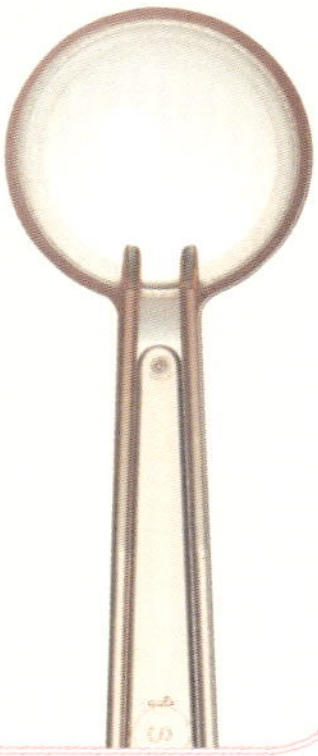

第2章

肝臓を守る食事

肝臓病の食事療法は、病気の程度によって
気をつけるべきポイントがかわります。
たんぱく質や塩分の制限などがあるときの食事のポイントを解説し、
制限があっても調理のくふうによって満足度の高いメニュー、
それらを組み合わせた献立例をご紹介します。

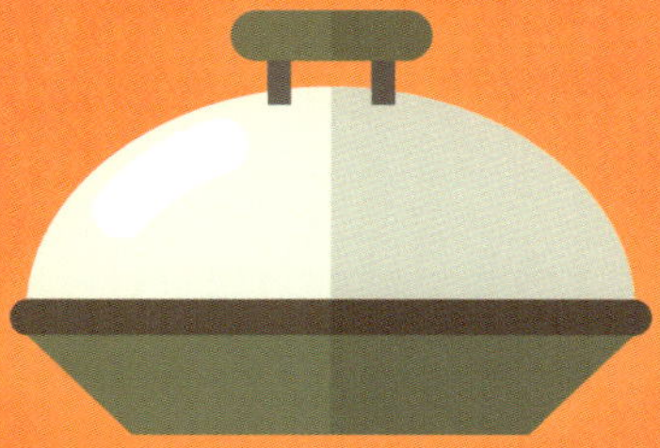

慢性肝炎から肝硬変代償期

食事のポイント

バランスのよい食事を適量とる

慢性肝炎、肝硬変でも腹水や浮腫《ふしゅ》、黄《おう》疸《だん》、肝性脳症などの症状や合併症がない「代償期」には、食事の制限は特にありません。栄養バランスのよい食事を1日3食とることがたいせつです。

ただ脂質のとりすぎは脂肪肝を招いて肝臓の線維化を進行させるため、太らないように注意し、適正体重(12ページ参照)を維持しましょう。また食事の欧米化によって日本人は食物繊維が不足しがちです。食物繊維が豊富な野菜やきのこ、海藻、大豆製品、胚芽精米ごはんを献立にとり入れましょう。

POINT

1. 適正なエネルギーを摂取する（12ページ参照）
2. 栄養バランスのよい食事をとる
3. 1日3食、規則正しくとる
4. 食物繊維をしっかりとる
5. 塩分※のとりすぎに要注意

※「日本人の食事摂取基準2015年版」では、高血圧予防の観点から1日の塩分の目標量は男性8g未満、女性7g未満とされています。

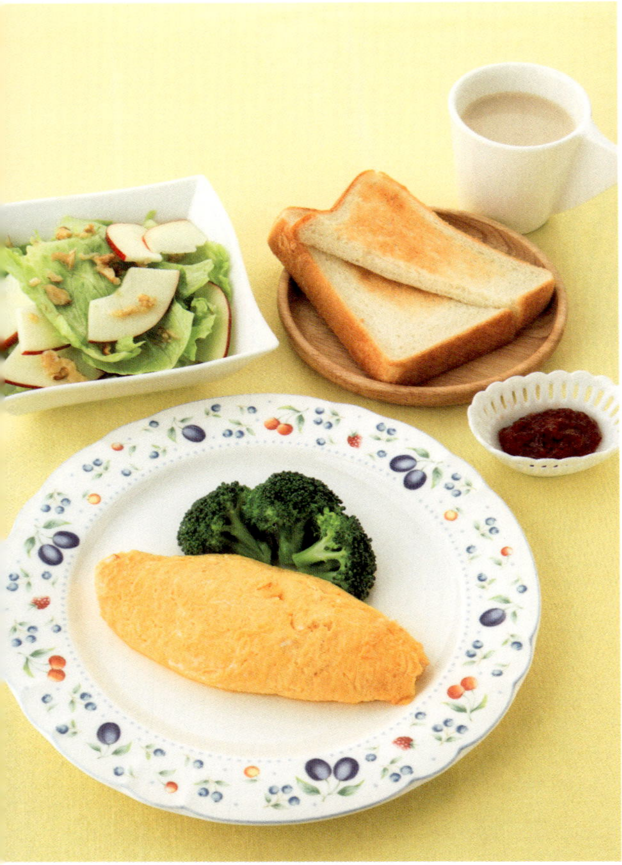

朝 卵と低脂質のカテージチーズを使った主菜に野菜と果物のサラダをプラス。たんぱく質、ビタミン、ミネラル、食物繊維を補う献立に。バターの風味が塩分控えめのオムレツに仕上げるコツです。

- **コーンとカテージチーズのオムレツ**（27ページ）
- **りんごとレタスのサラダ**（29ページ）
- **トースト 6枚切り1枚 60g**
- **いちごジャム 20g**
- **ミルクティー**（紅茶½カップ、牛乳½カップ）

エネルギー	たんぱく質	食塩相当量
553 kcal	22.5 g	1.8 g

1日のトータル	エネルギー	たんぱく質	食塩相当量
	1736 kcal	74.7 g	7.3 g

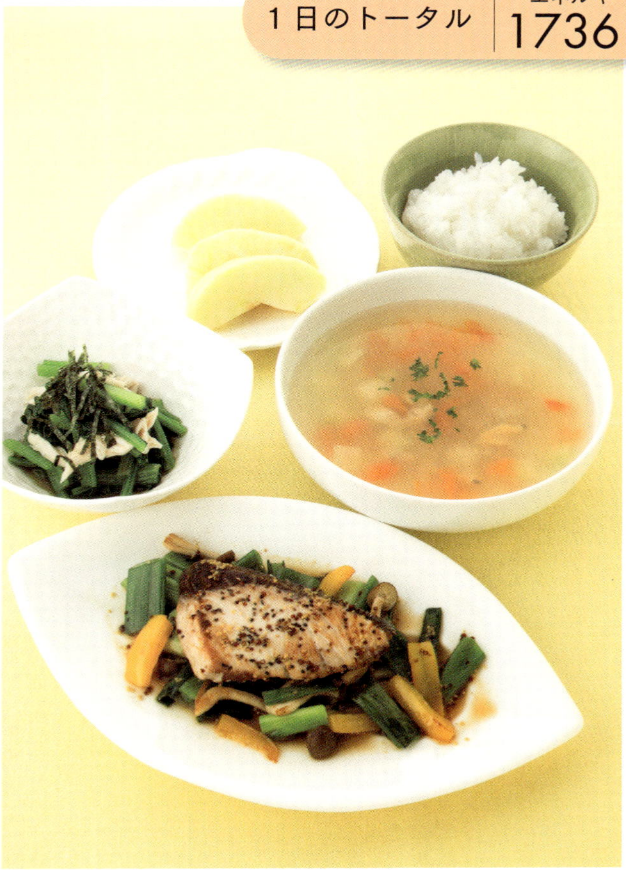

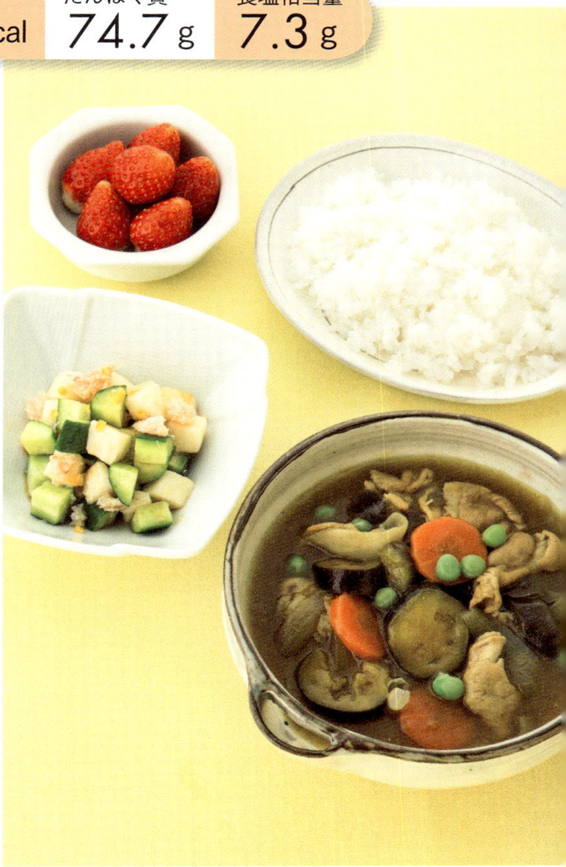

夕

比較的脂肪の多いブリには、脂肪控えめのスープと鶏ささ身のあえ物を組み合わせて、脂質をとりすぎない献立に。マイルドな酸味とこくのある黒酢ソースがうす味でも満足感を高めます。

- ●ブリのソテー 黒酢ソースかけ（20 ページ）
- ●小松菜と鶏ささ身のわさびあえ（28 ページ）
- ●アサリのスープ（34 ページ）
- ●ごはん（胚芽精米） 150g
- ●りんご 60g

エネルギー	たんぱく質	食塩相当量
634 kcal	30.4 g	2.9 g

昼

野菜の具だくさんの和風カレーで食べすぎ防止。ごはんは 150 g で充分です。副菜とごはんで食物繊維をさらに追加。胚芽精米ごはんにすればビタミン類も補えます。

- ●和風カレー（32 ページ）
- ●長芋の酢の物（31 ページ）
- ●ごはん（胚芽精米）150g
- ●いちご 60g

エネルギー	たんぱく質	食塩相当量
549 kcal	21.8 g	2.6 g

1人分	エネルギー	たんぱく質	食塩相当量
	272kcal	18.9g	0.9g

黒酢の香味でうす味でもしっかりとした味わいに

ブリのソテー　黒酢ソースかけ

材料（1人分）

- ブリ……1切れ（80g）
- あらびき黒こしょう……少量
- しめじ類・黄パプリカ……各20g
- 葉ねぎ……40g
- オリーブ油……小さじ1
- 塩……少量
- a
  - 黒酢……大さじ⅔
  - しょうゆ……小さじ½
  - 粒入りマスタード……小さじ½強（3g）
  - 塩……ミニスプーン¼（0.3g）

作り方

1. ブリにこしょうをふる。
2. しめじは石づきを除き、ほぐす。パプリカは3cm長さの細切りにし、葉ねぎも3cm長さに切る。
3. フライパンに½量のオリーブ油を熱し、**2**を入れてさっといためる。塩をふり、皿に盛る。
4. フライパンに残りのオリーブ油を熱し、ブリを入れて焼き色がつくまで焼く。裏返し、ふたをして弱火で蒸し焼きにする。中まで火が通ったら**3**に重ねて盛る。
5. フライパンのよごれをキッチンペーパーでふきとる。**a**を混ぜ合わせて入れ、ひと煮立ちさせる（黒酢ソース）。**4**にかける。

1人分	エネルギー	たんぱく質	食塩相当量
	217kcal	19.4g	1.1g

オレンジの酸味が塩味を引き立てる

豚肉のソテー　オレンジソースかけ

材料（1人分）

- 豚もも厚切り肉……80g
- オリーブ油……小さじ½
- 塩……ミニスプーン¼（0.3g）
- オレンジ……40g
- a
  - 固形ブイヨン……¼個（1g）
  - 水……¼カップ
  - 中濃ソース……小さじ⅔
  - 白ワイン……大さじ½弱（7g）
- オレンジ果汁……小さじ½弱（2g）
- オレンジの皮（すりおろす）……少量
- バター……小さじ¼（1g）
- さやいんげん……30g
- バター……小さじ¾（3g）
- 塩……少量
- じゃが芋……40g

作り方

1. 豚肉は肉たたきなどでたたいて1cm厚さにのばし、筋を2、3か所切る。フライパンにオリーブ油を熱して豚肉を入れ、½量の塩をふって焼く。色が変わったら裏返し、残りの塩をふって焼き、中まで火を通す。
2. オレンジは皮を除き、厚さ5mmの輪切りにする。
3. 耐熱容器に豚肉を入れてオレンジを重ね、180℃に熱したオーブントースターで6～7分焼く。
4. 小なべに**a**を入れて煮立て、火を消してオレンジの果汁と皮、バターを加え混ぜる（オレンジソース）。
5. さやいんげんは長さを半分に切って色よくゆで、湯をきる。フライパンにバターをとかしてさっといため、塩で味をととのえる。
6. じゃが芋はやわらかくなるまでゆでて湯を捨てる。火にかけながらなべを揺すり、粉吹き芋にする。
7. 器に**3**を盛り、**4**のオレンジソースを熱いうちにまわしかけ、さやいんげんと粉吹き芋を添える。

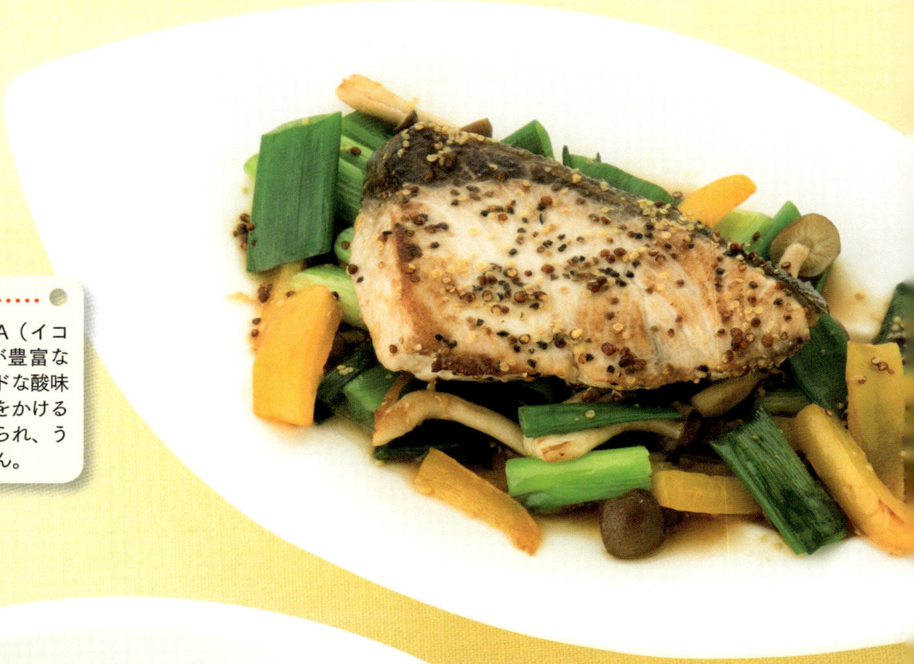

MEMO

不飽和脂肪酸のEPA（イコサペンタエン酸）が豊富なブリ。黒酢のマイルドな酸味とこくがあるソースをかけるのでさっぱりと食べられ、うす味を感じさせません。

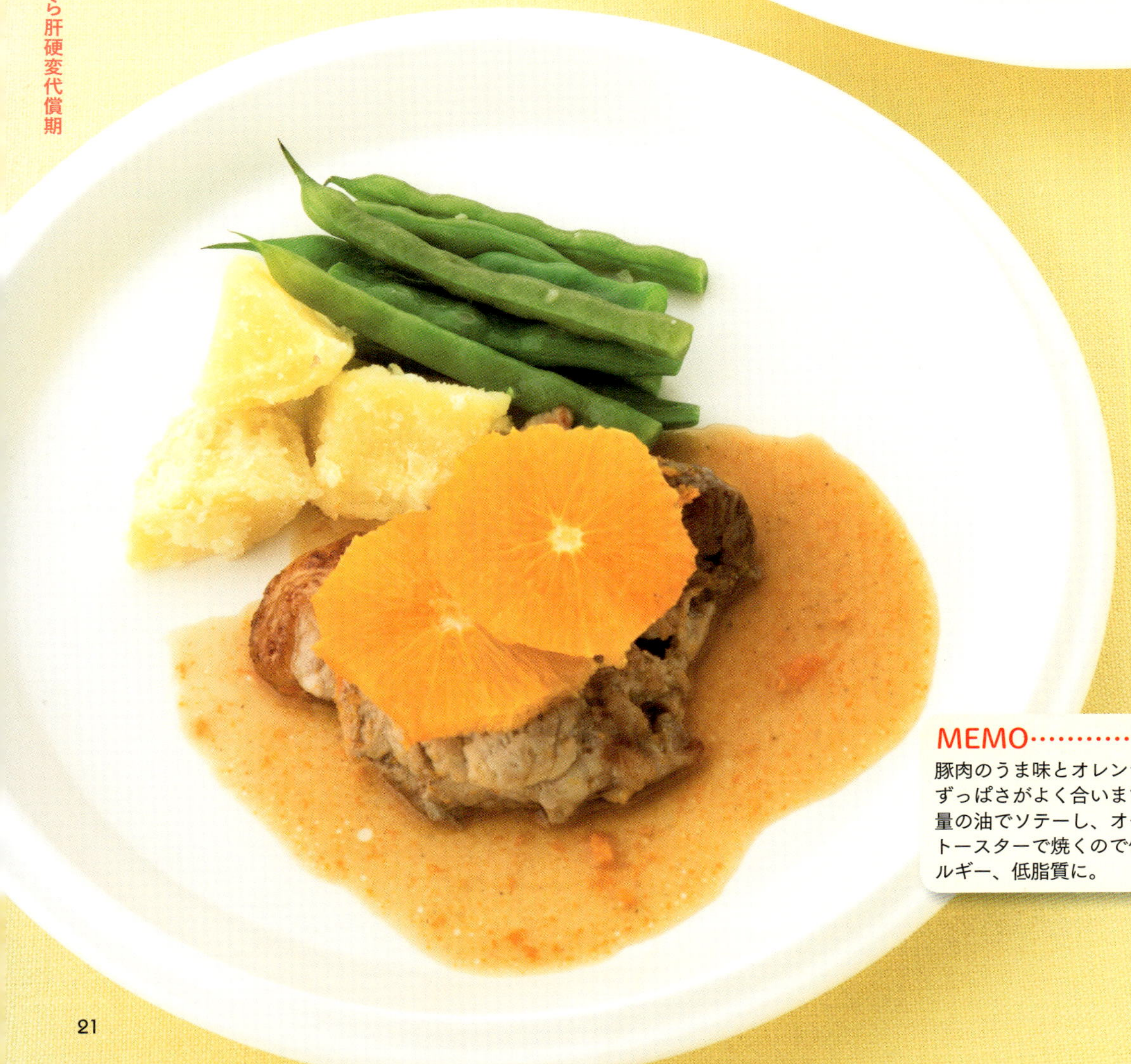

MEMO

豚肉のうま味とオレンジの甘ずっぱさがよく合います。少量の油でソテーし、オーブントースターで焼くので低エネルギー、低脂質に。

1人分 エネルギー 216kcal たんぱく質 22.3g 食塩相当量 1.2g

だしのうま味を生かしてうす味仕上げに

サワラのかぶら蒸し

材料（1人分）

- サワラ……1切れ（80g）
- 酒……小さじ1
- 塩……ミニスプーン¼（0.3g）

無頭エビ……20g

ぎんなん（ゆでる）……10g

- かぶ……70g
- 塩……少量
- 卵白（泡立てる）・きくらげ（もどす）…各10g

- カツオこんぶだし……¼カップ
- a うす口しょうゆ……小さじ½
- a しょうゆ……小さじ⅙（1g）
- くず粉（またはかたくり粉）……小さじ1
- 水……小さじ2

練りわさび……好みで少量

作り方

1 サワラは酒と塩をふり、魚焼きグリルに入れて中火で5～6分焼く。焼き色がついたら裏返して3～4分焼く。

2 エビは殻と尾を除いて背わたをとり、さっとゆでて湯をきる。

3 かぶはすりおろしてざる（または巻きす）に広げ、塩をふって4～5分おく。汁けを軽く絞って卵白をさっくりと混ぜ、きくらげをせん切りにして加え混ぜる。

4 器にサワラ、エビ、ぎんなんを入れて**3**をのせ、蒸気が上がった蒸し器で7～8分蒸す。

5 なべにだしを入れて火にかけ、**a**で調味し、水どきくず粉を加えてとろみをつける（くずあん）。

6 **4**に**5**をかけ、わさびをのせる。

MEMO

すりおろしたかぶに塩をふって4～5分おくことで甘味を引き出すことができます。かぶ以外の材料は火を通しておくので、かぶに火が通るまで蒸せばOK。

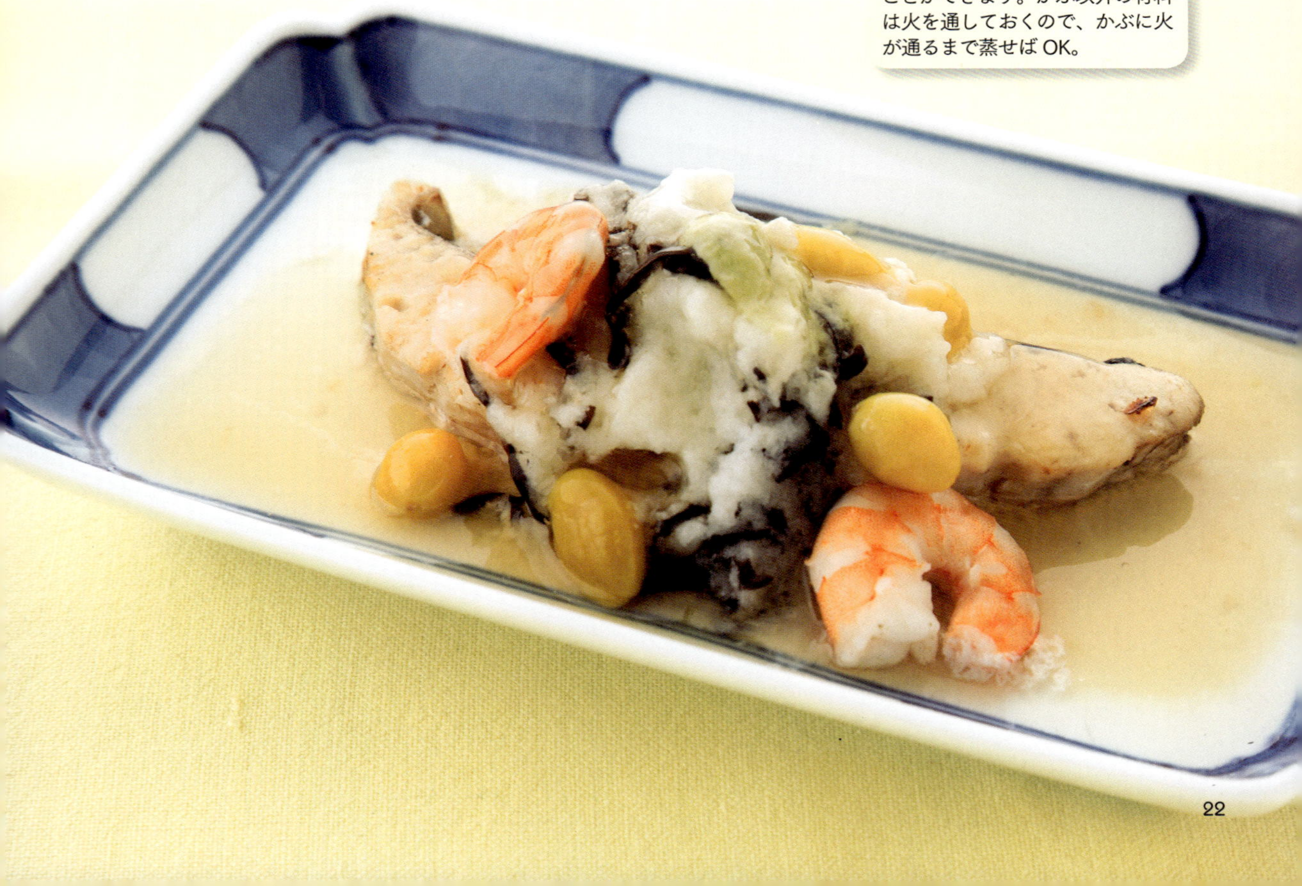

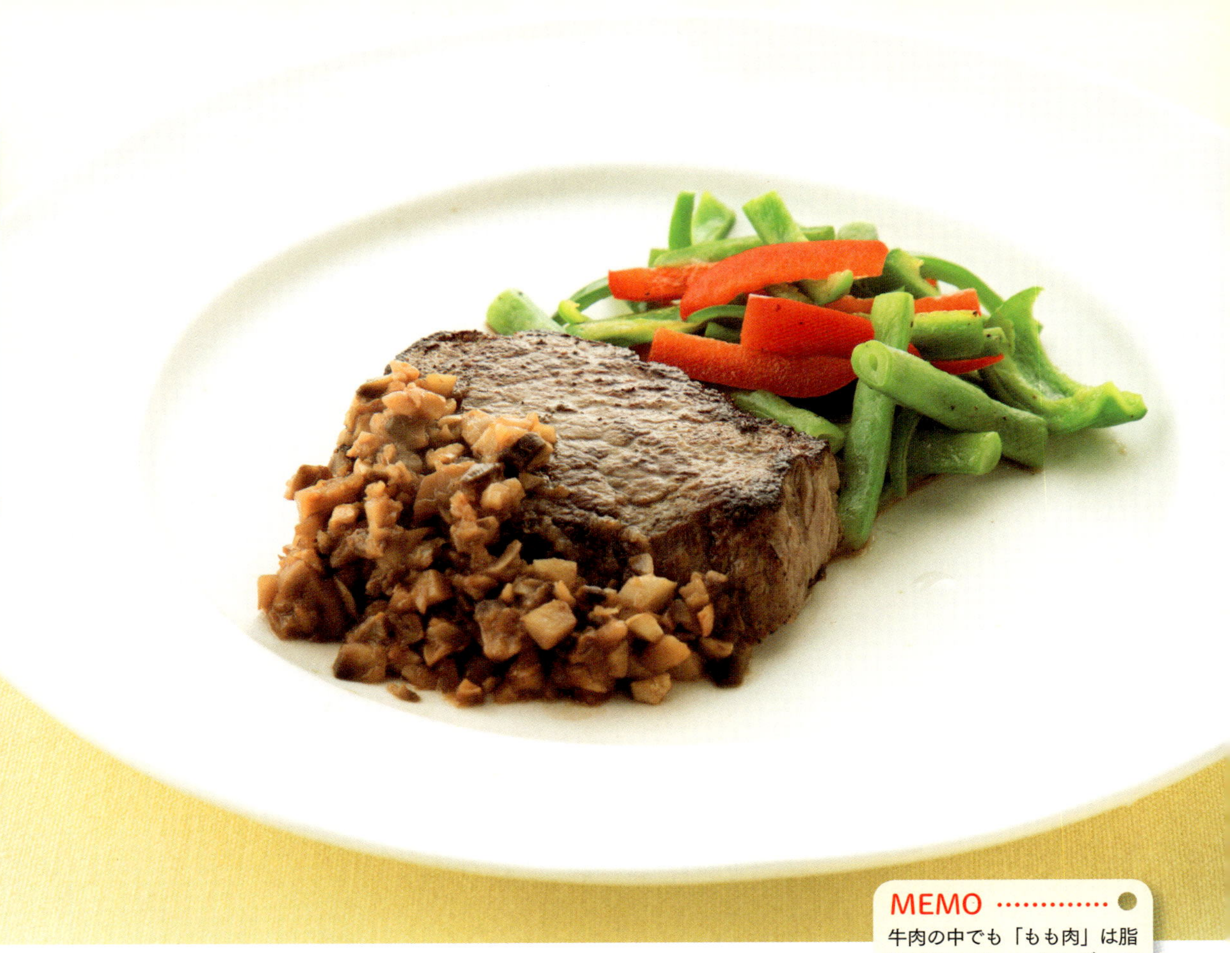

MEMO

牛肉の中でも「もも肉」は脂質が少なく、エネルギーが低い部位。合併症がない慢性肝炎、肝硬変代償期のときはもも肉を選びましょう。

1人分	エネルギー	たんぱく質	食塩相当量
	286kcal	21.9g	1.3g

もも肉を選んでエネルギー、脂質をおさえる

牛肉のステーキ　きのこソースかけ

材料（1人分）

牛もも厚切り肉……1枚（100g）
玉ねぎ（すりおろす）……20g
塩・こしょう……各少量
サラダ油……小さじ½
さやいんげん・ピーマン……各20g
赤パプリカ……10g
オリーブ油……小さじ½
マッシュルーム（あらみじん切り）……25g
玉ねぎ（すりおろす）……20g
赤ワイン……大さじ½弱（7g）
しょうゆ……小さじ1⅓

作り方

1 牛肉は筋切りをして肉たたきなどでたたく。玉ねぎをからめて30分ほどおく。
2 さやいんげんは3cm長さに切ってゆで、湯をきる。ピーマン、パプリカはそれぞれ細切りにする。
3 **1**の玉ねぎを除き、牛肉に塩とこしょうをふる。フライパンにサラダ油を熱し、両面を色よく焼いて火を通し、器に盛る。**2**を入れてさっといため、添える。
4 フライパンのよごれをキッチンペーパーでふきとる。オリーブ油を熱してマッシュルーム、玉ねぎ、赤ワインを入れ、しんなりとなるまでいためる。しょうゆを加えて調味する（きのこソース）。
5 **3**の肉にきのこソースをかける。

1人分 エネルギー 339kcal たんぱく質 22.5g 食塩相当量 1.8g

ささ身に具をはさんでボリュームアップ

鶏ささ身の包み揚げ

材料（1人分）

鶏ささ身……2本（70g）
こしょう……少量
- 小麦粉……大さじ½強（5g）
- とき卵……10g
- パン粉……大さじ3弱（8g）

具
- 玉ねぎ（みじん切り）……10g
- ベーコン（みじん切り）……5g
- 生しいたけ（あらみじん切り）……1個（10g）
- バター……小さじ½（2g）
- 小麦粉……小さじ1⅓
- 牛乳……大さじ1⅓
- 白ワイン……小さじ½強（3g）
- 塩・こしょう……各少量
- パセリ（あらみじん切り）……少量

揚げ油
- にんじん……40g
- バター……小さじ½（2g）
- 塩・こしょう……各少量

- ほうれん草……40g
- バター……小さじ½（2g）
- 塩・こしょう……各少量

a
- トマトケチャップ……小さじ2½
- ウスターソース……小さじ1弱（5g）
- 練りがらし・こしょう……各少量

作り方

1 具を作る。なべにバターをとかし、玉ねぎ、ベーコン、しいたけの順にいためる。小麦粉をふり入れて弱火にし、牛乳を加えてのばす。ワインを加えて塩、こしょう、パセリを加え混ぜる。火を消し、さめるまでおく。

2 ささ身は筋を除き、真ん中に包丁目を入れて観音開きにする。さらに平らになるように切り目を入れて押しのばす。こしょうをふり、1枚に **1** をのせ、もう1枚を重ねて軽くおさえる。小麦粉、とき卵、パン粉の順に衣をつける。

3 フライパンに1.5cm深さに油を入れて170℃に熱し、**2** を入れて色よく揚げ、火を通す。

4 にんじんは縦に4つに切り、やわらかくなるまでゆで、湯をきる。ほうれん草は色よくゆで、水にとって水けを絞り、4cm長さに切る。フライパンにバターをとかしてにんじんをいため、塩、こしょうをふる。ほうれん草も同じフライパンで同様にいためる。

5 なべに **a** を入れて火にかけ、混ぜ合わせる（ソース）。

6 ソースを敷いて **3** を盛り、**4** を添える。

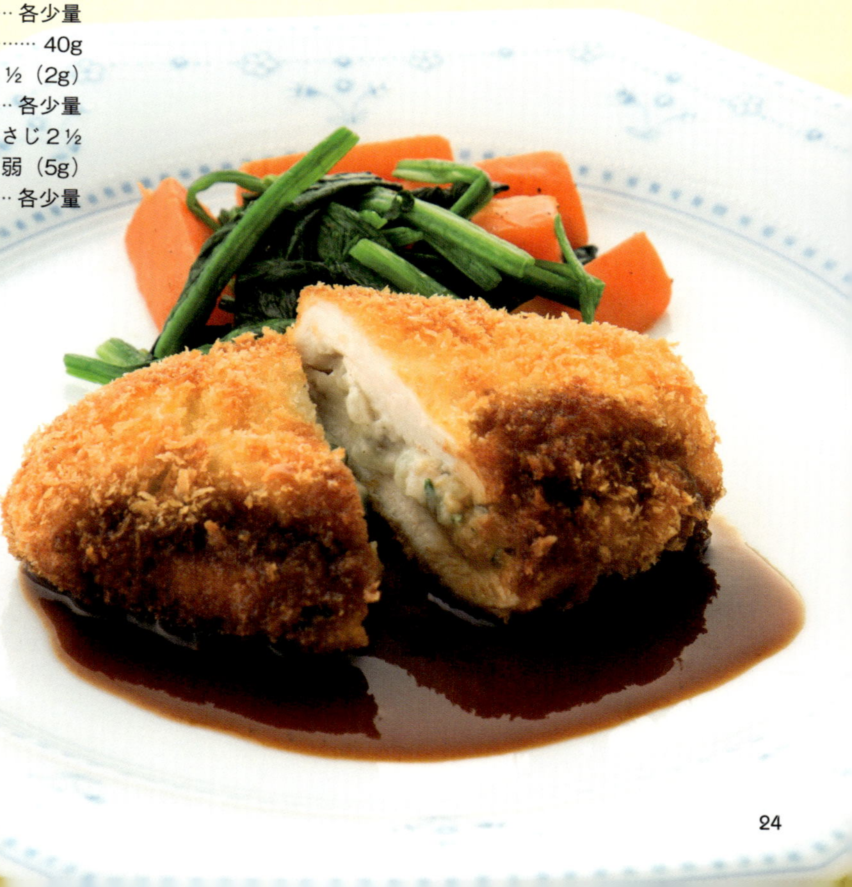

MEMO

ハンバーグのような味わいでクリーミーな具を包んで揚げました。低脂質の鶏ささ身が食べごたえのあるおかずになります。

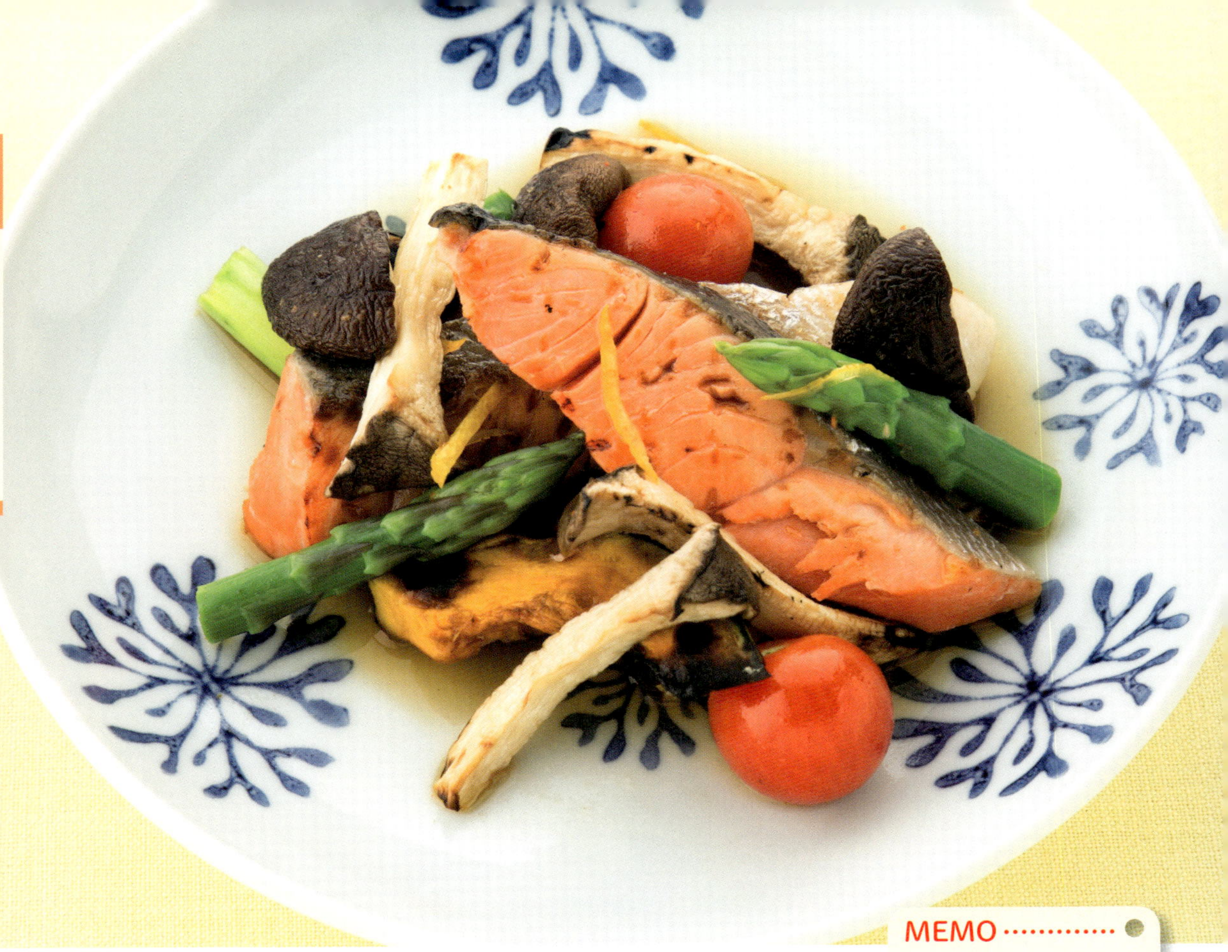

MEMO

下味は塩を使わずに酒だけです。浸し汁のゆずの風味、香りがきいていて上品な味わいに。エネルギー、塩分控えめの主菜になりました。

1人分	エネルギー	たんぱく質	食塩相当量
	183kcal	21.6g	1.0g

焼きザケがゆずの香りで上品な一品に

サケと野菜の焼き浸し　ゆず風味

材料（1人分）

- 生ザケ……1切れ（80g）
- 酒……大さじ½強（8g）
- エリンギ・グリーンアスパラガス（ゆでる）……各30g
- かぼちゃ……皮つき30g
- 生しいたけ……20g
- ミニトマト……2個（20g）
- a
  - しょうゆ……小さじ1（6g）
  - カツオだし……大さじ1⅓
  - 砂糖……小さじ⅔
  - 七味とうがらし……少量
- ゆず果汁……大さじ½弱（8g）
- ゆずの皮（せん切り）……少量

作り方

1. サケは半分に切り、酒をふる。
2. エリンギは縦に6～8つに裂き、アスパラは4㎝長さに切る。
3. かぼちゃは薄いくし型に切る。しいたけは軸を除いて半分に切る。
4. aは混ぜ合わせ、ゆず果汁と皮を加え混ぜる（浸し汁）。
5. 魚焼きグリルで**1**、**2**のエリンギ、**3**を焼く。焼き色がついたら裏返して中まで火を通し、器に盛る。
6. 熱いうちに浸し汁をまわしかけ、味をなじませる。アスパラとミニトマトを添える。

1人分	エネルギー	たんぱく質	食塩相当量
	256kcal	19.4g	1.6g

万能鶏みそで湯豆腐が食べごたえのあるおかずに

豆腐の鶏みそかけ

材料（1人分）

- もめん豆腐……½丁（150g）
- こんぶ……5×5cm角
- 鶏ひき肉……40g
- a みそ……大さじ½弱（10g）
- 　砂糖……大さじ1強（10g）
- 　酒……小さじ1
- 春菊の葉……50g
- ゆずの皮（せん切り）……少量

作り方

1 豆腐は半分に切る。なべにこんぶと水3カップとともに入れて、弱火で温める。

2 別のなべに水1カップを入れて火にかける。ひと煮立ちしたらひき肉を加え、ほぐすように混ぜ合わせる。火が通ったらざるにあげて湯をきる。

3 なべに **a** を入れて弱火にかけ、へらで混ぜ合わせながら照りが出るまで練る。**2** を加え、中火で練り合わせる（鶏みそ）。

4 春菊は色よくゆで、水にとって水けを絞る。

5 器に **1** の豆腐の湯をきって春菊とともに器に盛る。豆腐に鶏みそをかけてゆずをのせる。

MEMO

多めに作っておくと重宝する鶏みそ。豆腐だけでなく温野菜にも合います。ただし塩分が多いので1食あたり大さじ1～大さじ1½程度に。

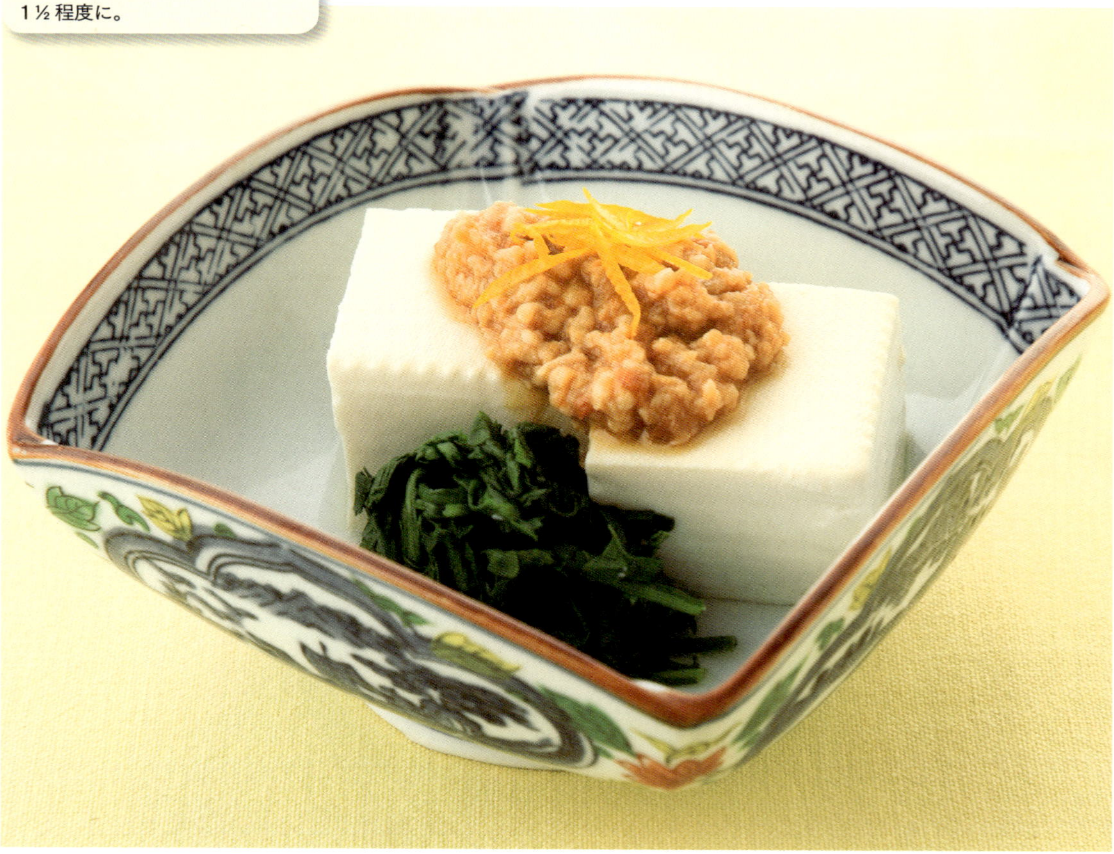

1人分	エネルギー	たんぱく質	食塩相当量
	172kcal	12.1g	0.6g

カテージチーズで低脂質レシピに

コーンとカテージチーズのオムレツ

材料（1人分×2回）

- 卵（ほぐす）……小3個（150g）
- こしょう……少量
- ホールコーン（缶詰め）・カテージチーズ……各20g
- バター……小さじ2（8g）
- 塩・こしょう……各少量
- ブロッコリー（ゆでる）……30g

作り方

1 フライパンに½量のバターをとかし、缶汁をきったコーンとカテージチーズを入れ、塩、こしょうをふってさっといため、とり出す。

2 ボールに卵を入れ、こしょうを加え混ぜる。

3 フライパンに残りのバターをとかし、**2** を入れて軽く混ぜる。半熟になったら **1** を中央にのせ、卵で包むように半分に折って形を整える。

4 皿に盛り、ブロッコリーを添える。

・オムレツは2回分のほうが作りやすい。半量を食べ、残りは冷蔵保存して早めに食べるようにする。

MEMO

脂質が少なくあっさりとした味わいのカテージチーズと、ほんのりと甘味のあるコーンとの組み合わせは相性抜群です。

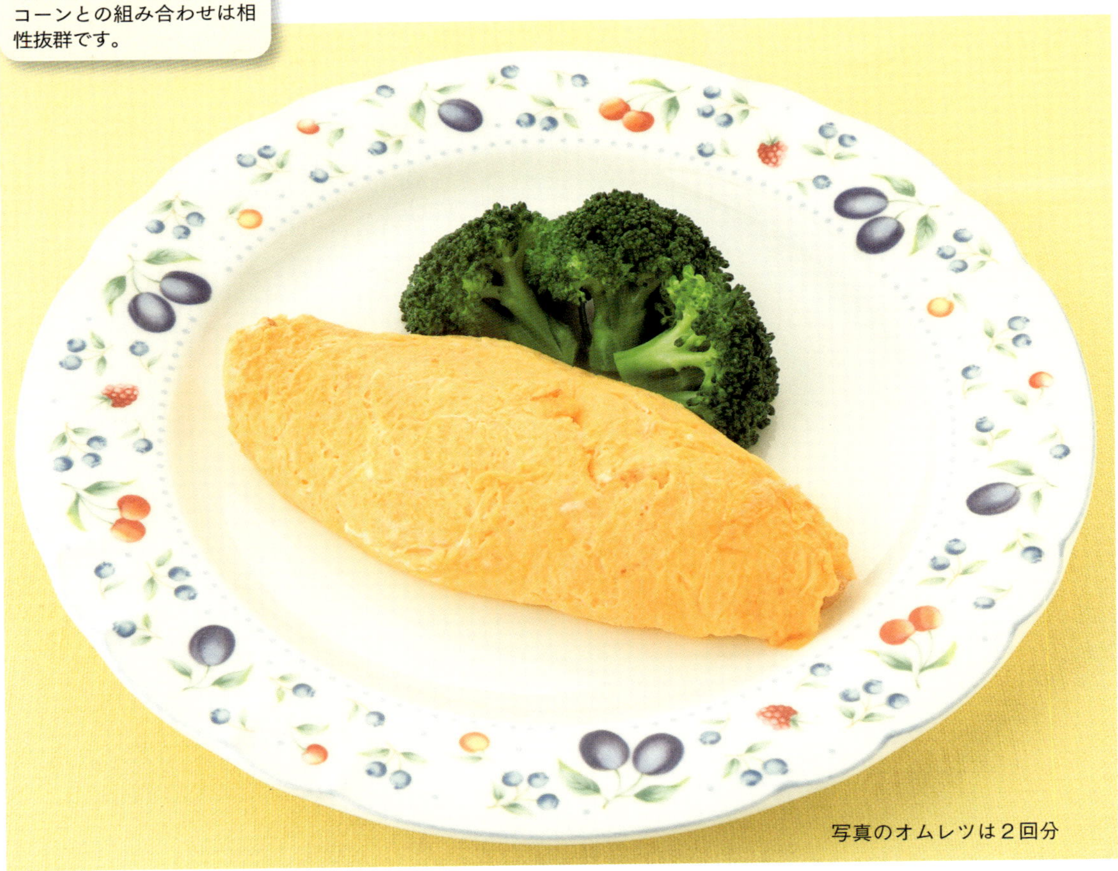

写真のオムレツは2回分

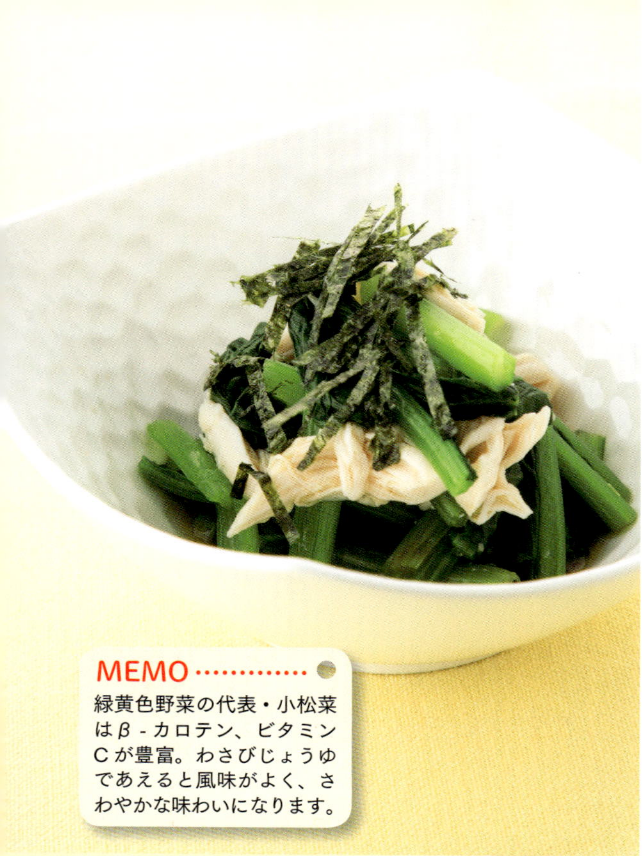

MEMO
緑黄色野菜の代表・小松菜はβ-カロテン、ビタミンCが豊富。わさびじょうゆであえると風味がよく、さわやかな味わいになります。

1人分　エネルギー 37kcal　たんぱく質 5.8g　食塩相当量 0.6g

わさびの辛味がさわやか

小松菜と鶏ささ身のわさびあえ

材料（1人分）

- 小松菜……60g
- 鶏ささ身……20g
- 塩・酒……各少量
- a カツオだし……小さじ2
- a しょうゆ・練りわさび……各小さじ½
- 刻みのり……少量

作り方

1 小松菜は色よくゆでて水にとり、水けを絞って3㎝長さに切る。
2 ささ身は塩と酒をふり、電子レンジで約1分～1分30秒加熱する。あら熱がとれたら大きめに裂く。
3 ボールにaを入れて混ぜ合わせ、1と2を加えてあえる。器に盛り、のりを散らす。

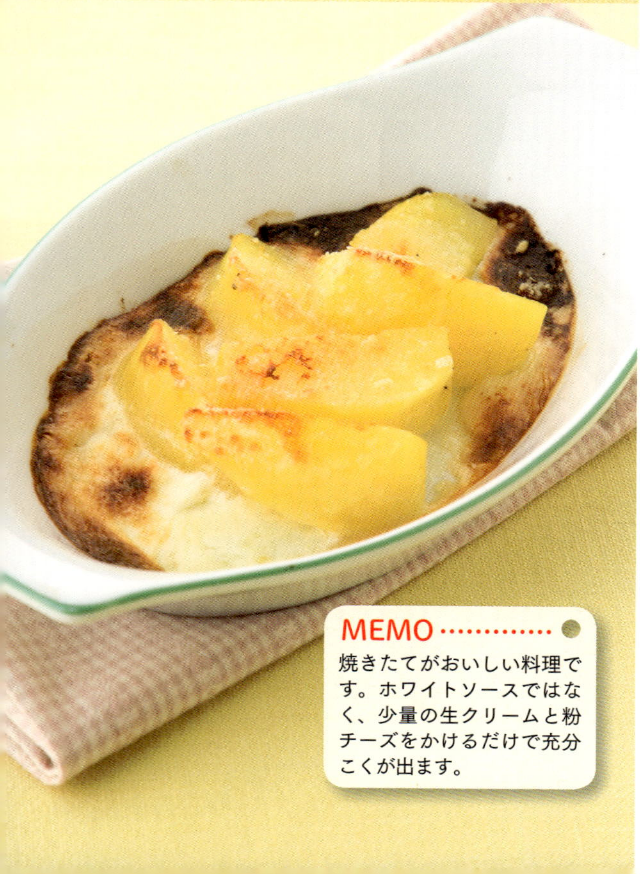

MEMO
焼きたてがおいしい料理です。ホワイトソースではなく、少量の生クリームと粉チーズをかけるだけで充分こくが出ます。

1人分　エネルギー 172kcal　たんぱく質 4.0g　食塩相当量 0.3g

ホワイトソースなしで簡単グラタン

ポテトグラタン

材料（1人分）

- じゃが芋……60g
- 塩・こしょう……各少量
- にんにく……½かけ
- バター……小さじ1¼（5g）
- 生クリーム（乳脂肪37％のもの）……大さじ1
- 粉チーズ……大さじ1弱（5g）

作り方

1 じゃが芋はくし形に切る。塩少量（分量外）を入れた湯で竹串がすっと通るまでゆでる。湯をきり、塩とこしょうをふる。
2 グラタン皿の内側ににんにくの切り口をこすりつけてバターを薄く塗り、じゃが芋を並べ入れる。
3 生クリームをかけて粉チーズをふり、オーブントースターで焼き色がつくまで焼く。

なめらかな豆腐のあえ衣が素材の味を引き立てる

きのこと野菜の白あえ

1人分	エネルギー	たんぱく質	食塩相当量
	98kcal	6.4g	0.8g

材料（1人分）

しめじ類……………………40g
にんじん・さやいんげん
…………………………各10g
a カツオだし…… ¼カップ
a 砂糖‥小さじ⅓（1g）
a うす口しょうゆ ミニスプーン1弱（1g）
もめん豆腐………………60g
いり白ごま………小さじ2
砂糖…………………小さじ1
塩‥ミニスプーン½弱（0.5g）

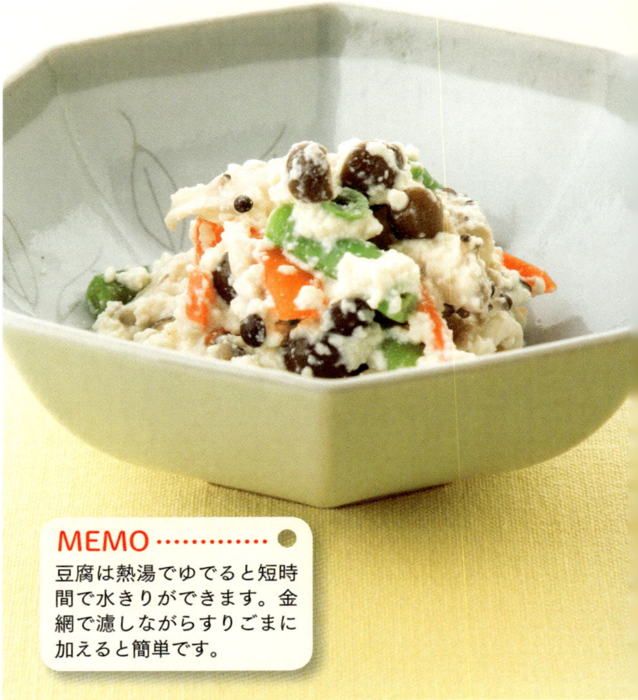

作り方

1 しめじは石づきを除き、ほぐす。にんじんは4㎝長さの短冊切りにする。
2 さやいんげんは4㎝長さに切って色よくゆで、湯をきる。
3 なべにだしを入れて火にかけ、ひと煮立ちしたらしめじとにんじん、**a**を加える。再び煮立ったらさやいんげんを加え、ひと煮立ちしたら火を消す。
4 すり鉢にごまを入れてよくつぶし、ペースト状にする。
5 なべにひたひたの水と塩少量（分量外）を入れて火にかけ、ひと煮立ちしたら豆腐を入れ、玉じゃくしでつぶしながら2～3分煮る。ざるにあげ、湯をしっかりときる。金網で濾《こ》しながら**4**に加え、砂糖と塩も加え混ぜる（あえ衣）。
6 **3**を汁けをきって加え、あえ衣と混ぜ合わせる。

MEMO
豆腐は熱湯でゆでると短時間で水きりができます。金網で濾しながらすりごまに加えると簡単です。

くるみのかりかり食感がアクセント

りんごとレタスのサラダ

1人分	エネルギー	たんぱく質	食塩相当量
	115kcal	1.4g	0.3g

材料（1人分）

りんご…………………………………皮つき30g
レタス……………………………………………25g
くるみ（あらみじん切り）…………………………8g
フレンチドレッシング（市販品）
………………………………………大さじ⅔（10g）
こしょう………………………………好みで少量

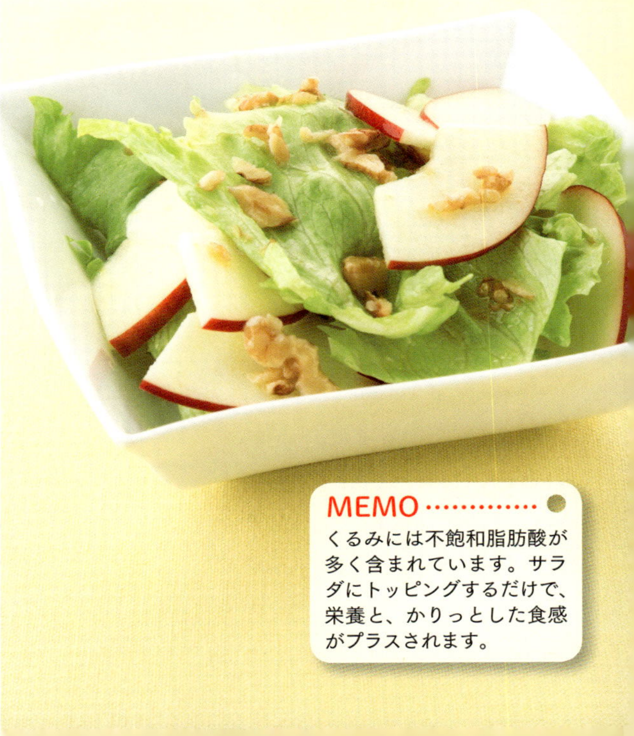

作り方

1 りんごは薄いいちょう切りにする。塩水につけ、水けをしっかりときる。
2 レタスは食べやすい大きさにちぎって冷水につけ、水けをしっかりときる。
3 ボールに**1**、**2**、くるみを入れてよく混ぜ合わせ、器に盛る。ドレッシングをかけ、好みでこしょうをふる。

MEMO
くるみには不飽和脂肪酸が多く含まれています。サラダにトッピングするだけで、栄養と、かりっとした食感がプラスされます。

1人分 エネルギー 37kcal たんぱく質 1.2g 食塩相当量 0.6g

献立の箸《はし》休めにおすすめ

きゅうりとわかめの梅マヨネーズあえ

材料（1人分）

きゅうり………………………………………… 70g
わかめ（もどす）……………………………… 10g
| 梅干し…………………………………………… 3g
| マヨネーズ（カロリーハーフタイプ）
| …………………………………………… 大さじ⅔

作り方

1 きゅうりはめん棒でたたき、一口大に割る。わかめは2cm長さに切る。
2 ボールにマヨネーズを入れ、梅干しをたたき刻んで加え混ぜる（梅マヨネーズ）。
3 梅マヨネーズに **1** を入れて混ぜ合わせる。

MEMO ……………
きゅうりはめん棒でたたくことで、梅マヨネーズがからみやすくなります。マヨネーズはカロリーハーフタイプを使って低脂質に。

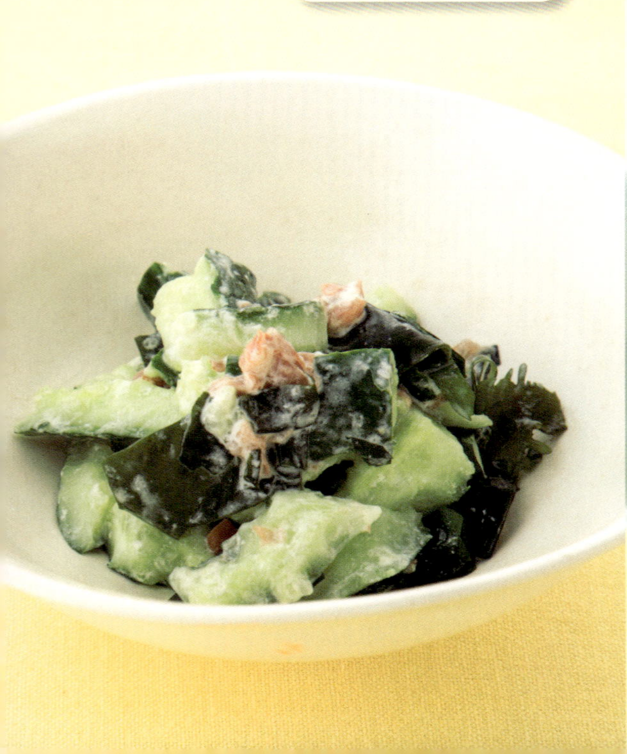

1人分 エネルギー 34kcal たんぱく質 3.6g 食塩相当量 1.1g

素材のうま味を生かして調味料は控えめに

青梗菜《ちんげんさい》のからしじょうゆあえ

材料（1人分）

青梗菜………………………………………… 60g
えのきたけ…………………………………… 20g
シラス干し…………………………………… 10g
a | カツオだし………………………… 小さじ2
| うす口しょうゆ…………………… 小さじ½
| みりん……………………………… 小さじ⅓
| 練りがらし………………… 小さじ½弱（2g）

作り方

1 青梗菜は葉と茎に切り分ける。葉は大きめに切り、茎は繊維に沿って細切りにする。合わせてさっとゆで、水にとって水けを絞る。
2 えのきたけは石づきを除き、長さを半分に切ってほぐす。さっとゆで、湯をきる。
3 シラス干しは湯通しし、湯をきる。
4 ボールに **a** を混ぜ合わせ、**1** ～ **3** を加えてあえる。

MEMO ……………
葉物野菜は熱を加えるとかさが減るので、一度に多くの量を食べられます。青梗菜はアクが少ないのでさっとゆでるくらいでOK。

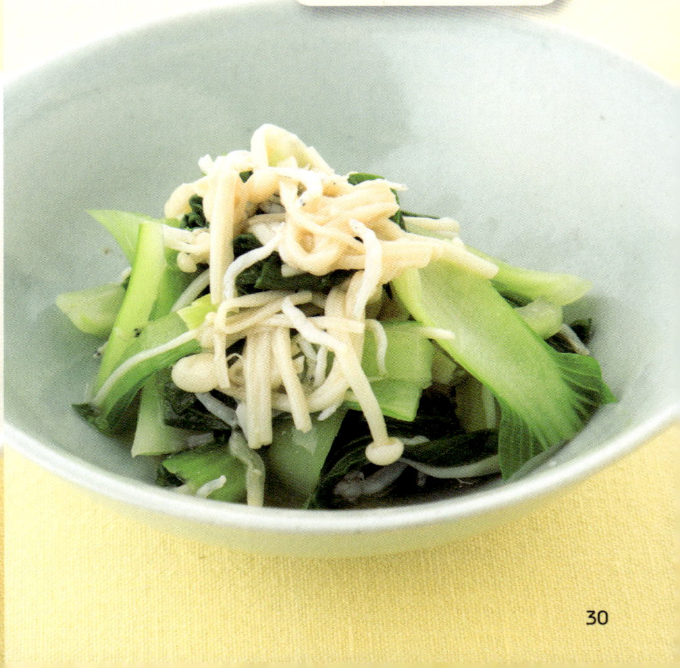

1人分 エネルギー 57kcal たんぱく質 3.7g 食塩相当量 0.8g

味つけはポン酢しょうゆのみ

長芋の酢の物

材料（1人分）

長芋……60g
きゅうり……40g
カニ（水煮缶詰め）……10g
ポン酢しょうゆ……小さじ1⅔
a ゆずの皮（みじん切り）・ゆず果汁……各少量

作り方

1 長芋は1cm角のさいの目切りにし、酢少量を加えた水に放し、水けをきる。
2 きゅうりは縦4つ割りにし、さらに1cm長さに切る。長芋を混ぜ合わせ、分量のポン酢しょうゆのうち少量をからめる。
3 残りのポン酢しょうゆと a を混ぜ合わせ、**2**、カニをほぐして混ぜ合わせる。

MEMO
長芋のしゃきしゃきとした食感が魅力の酢の物です。カニを加えると華やかになり、うす味でもうま味と風味がアップします。

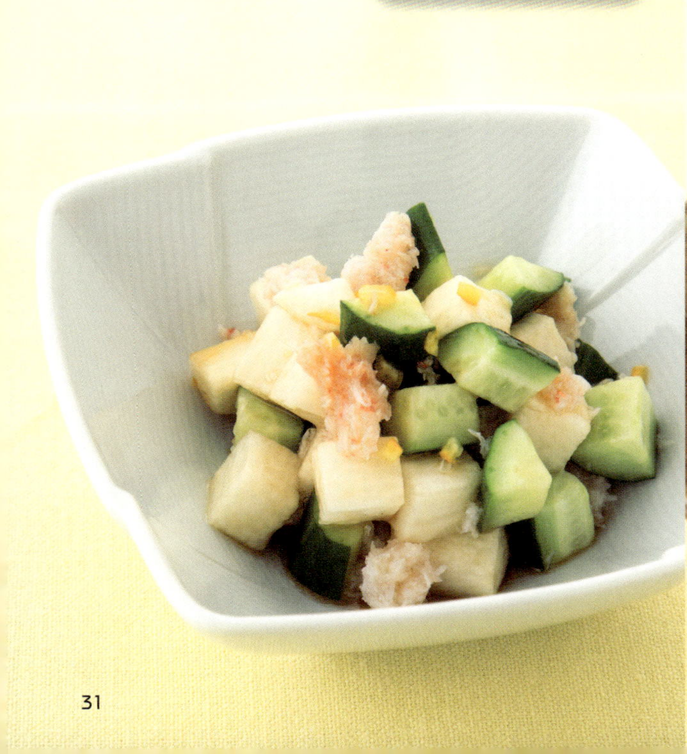

1人分 エネルギー 84kcal たんぱく質 2.3g 食塩相当量 0.8g

ウスターソースが隠し味

切り干し大根と根菜のきんぴら風

材料（1人分）

切り干し大根（もどす）……10g
生しいたけ・にんじん……各10g
れんこん……25g
ベーコン……5g
サラダ油……小さじ½
水……大さじ2
a しょうゆ・ウスターソース……各小さじ½
　砂糖……小さじ⅓
いり白ごま……小さじ1

作り方

1 切り干し大根は食べやすい長さに切る。しいたけは軸を除いて薄切りにする。
2 にんじんとれんこんは半月切りにする。れんこんは水にさらし、水けをきる。ベーコンは短冊切りにする。
3 なべに油を熱し、ベーコンをいためる。**1**、**2** を加え、いため合わせる。
4 水を加え、ひと煮立ちしたら a を加える。汁けがなくなるまでいり煮する。器に盛り、ごまをふる。

MEMO
切り干し大根、にんじんやれんこんなどの根菜は食物繊維が豊富な食材です。常備菜として多めに作って保存しておくと便利です。

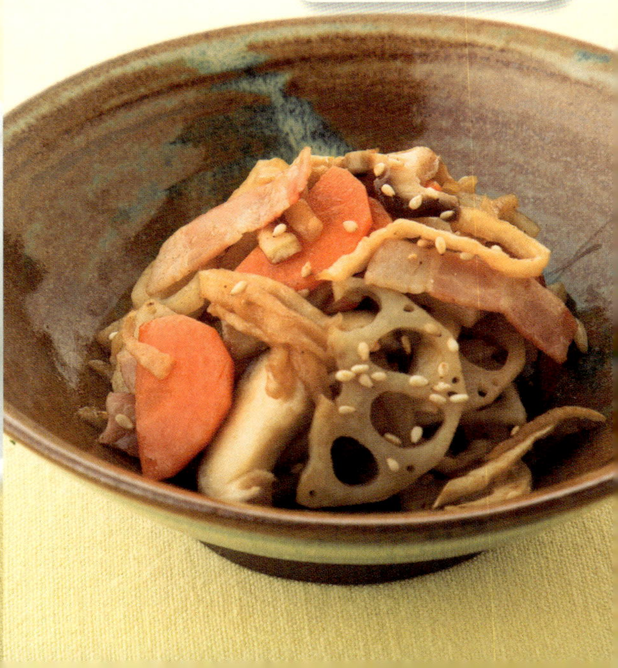

1人分	エネルギー	たんぱく質	食塩相当量
	222kcal	13.5g	1.7g

ごはんはもちろんうどんにも合う

和風カレー

・ごはん（胚芽精米）150gにかけた場合はエネルギー 472kcal、たんぱく質 17.5g、食塩相当量 1.7g。ゆでうどん 240gの場合はエネルギー 474kcal、たんぱく質 19.7g、食塩相当量 2.5g。

材料（1人分）

- 豚もも薄切り肉……50g
- 玉ねぎ……40g
- なす……30g
- にんじん……20g
- サラダ油……小さじ1
- グリーンピース（冷凍）……10g
- めんつゆ（ストレートタイプ）……大さじ3弱（50g）
- 水……¼カップ
- a 小麦粉……大さじ½強（5g）
- a かたくり粉……小さじ⅔
- a カレー粉……小さじ1

作り方

1 豚肉は一口大に切る。玉ねぎは1.5㎝幅のくし形に切り、なすは1㎝幅の輪切りにする。にんじんは薄い輪切りにする。

2 なべに油を熱し、**1**を入れてさっといためる。めんつゆの½量と分量の水のうち大さじ2を加え、にんじんがやわらかくなるまで煮る。グリーンピースを冷凍のまま加える。

3 残りのめんつゆと水、**a**を混ぜ合わせて**2**に加え混ぜ、とろみがつくまで煮る。

・ごはんやゆでうどんなどにかけて食べる。

MEMO

めんつゆを使うのでうどんにかけて「カレーうどん」にしても合います。市販のカレールーではなくカレー粉を使うと、エネルギー、脂質、塩分をおさえることができます。

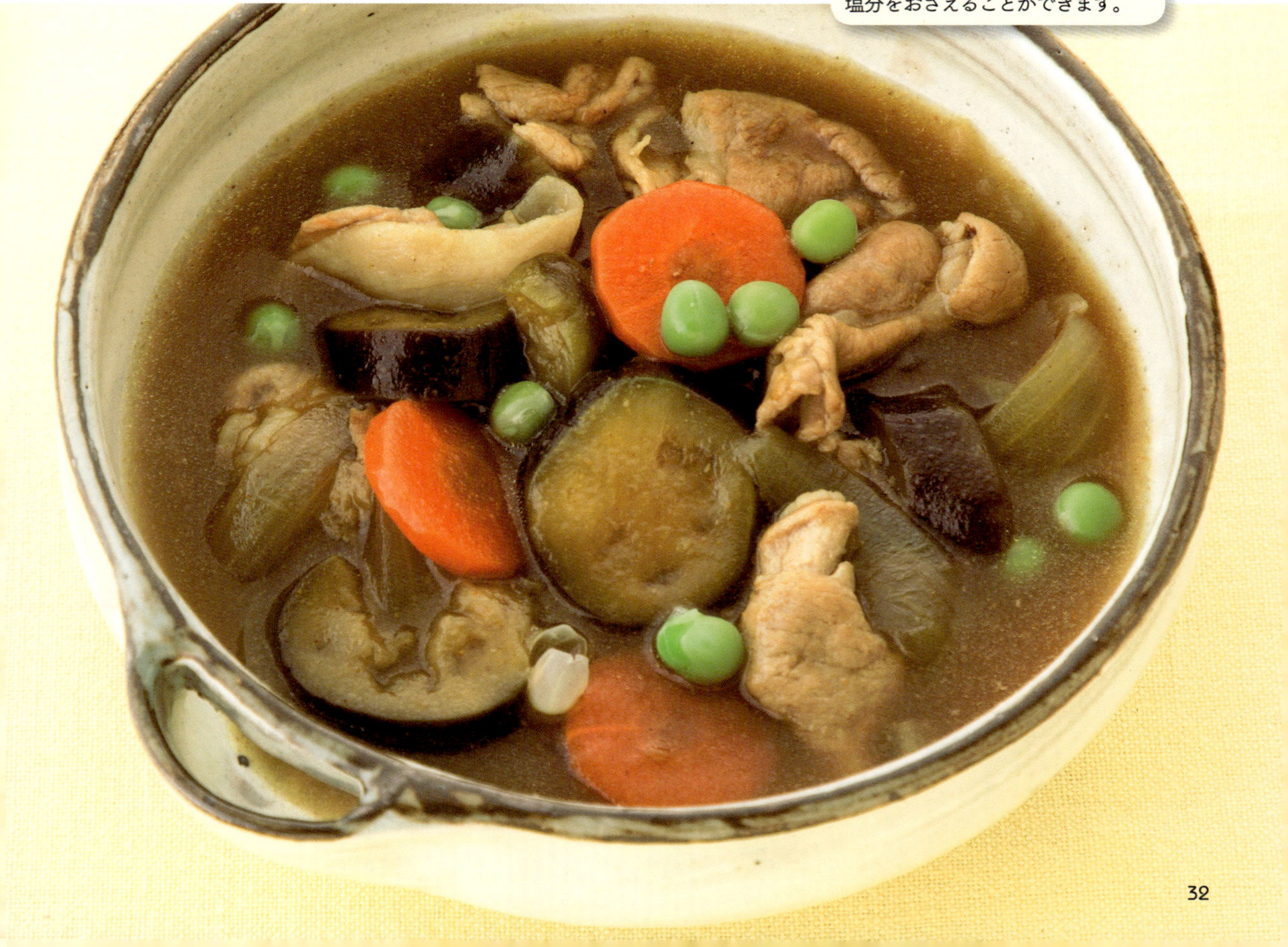

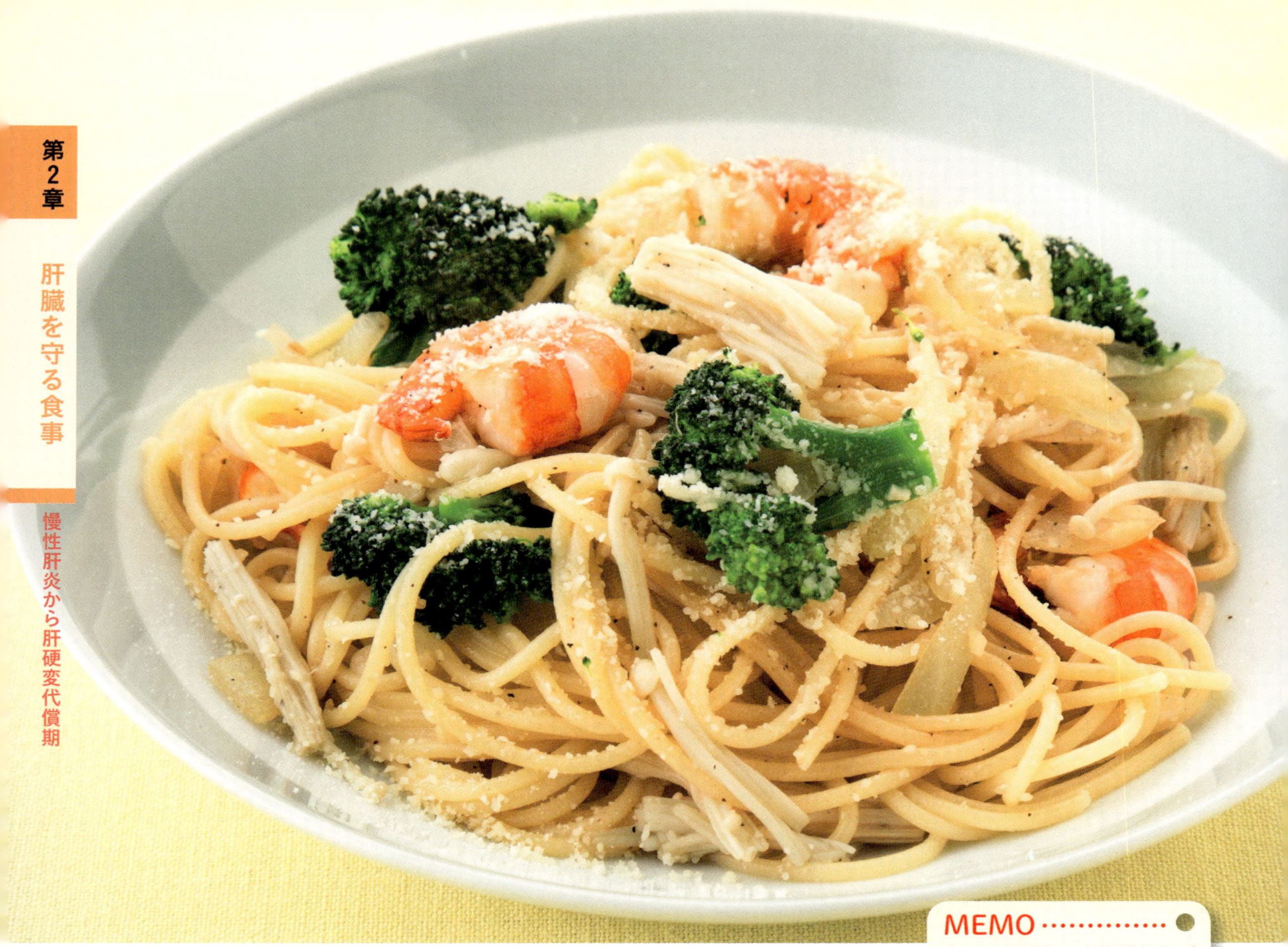

MEMO
きのこと野菜で食物繊維をプラス。スパゲティがゆで上がる直前にブロッコリーを加えると、一つのなべで同時にゆでることができます。

1人分 エネルギー 454kcal たんぱく質 23.0g 食塩相当量 1.6g

野菜とえのきたけを加えてかさ増し！

エビとブロッコリーのパスタ

材料（1人分）

無頭エビ	3尾（45g）
ブロッコリー・えのきたけ	各50g
玉ねぎ	40g
スパゲティ	乾80g
オリーブ油	小さじ1
にんにく（みじん切り）	小さじ½
バター	小さじ¾（3g）
塩	ミニスプーン1
こしょう	少量
粉チーズ	小さじ1

作り方

1 エビは殻と尾を除き、背わたをとる。ブロッコリーは小房に分ける。
2 えのきたけは石づきを除き、半分に切る。玉ねぎは細切りにする。
3 スパゲティは袋の表示に従ってゆで、ゆで上がる1分前にブロッコリーを加えてゆでる。ざるにあげ、湯をきる。
4 フライパンにオリーブ油、にんにくを入れて弱火にかけ、香りが立ったら玉ねぎを加えてしんなりとなるまでいため、エビを加えて色がかわるまでいためる。
5 えのきたけと**3**を加えていため合わせ、バター、塩、こしょうを加え混ぜる。皿に盛り、粉チーズをふる。

1人分　エネルギー 26kcal　たんぱく質 1.3g　食塩相当量 1.3g

素材のうま味を生かしてシンプルに

アサリのスープ

材料（1人分）

- アサリ……10g※
- 玉ねぎ……30g
- セロリ……15g
- トマト……20g
- 水……1½カップ
- 固形チキンブイヨン……½個（2.5g）
- 塩・こしょう……各少量
- パセリ（みじん切り）……小さじ1

※殻つき25～30g。

MEMO

アサリは塩分を含むので、味つけはブイヨンと塩・こしょう各少量のみで充分です。

作り方

1. なべにアサリとひたひたの水を入れて火にかけ、殻が開いたらとり出し、殻から身をはずす。
2. 玉ねぎとセロリは1cm角に切る。
3. トマトは皮と種を除き、1cm角に切る。
4. なべに水を入れてひと煮立ちしたら、ブイヨンと**2**を入れて野菜がやわらかくなるまで煮る。
5. アサリとトマトを加え、塩、こしょうをふる。器に盛り、パセリを浮かべる。

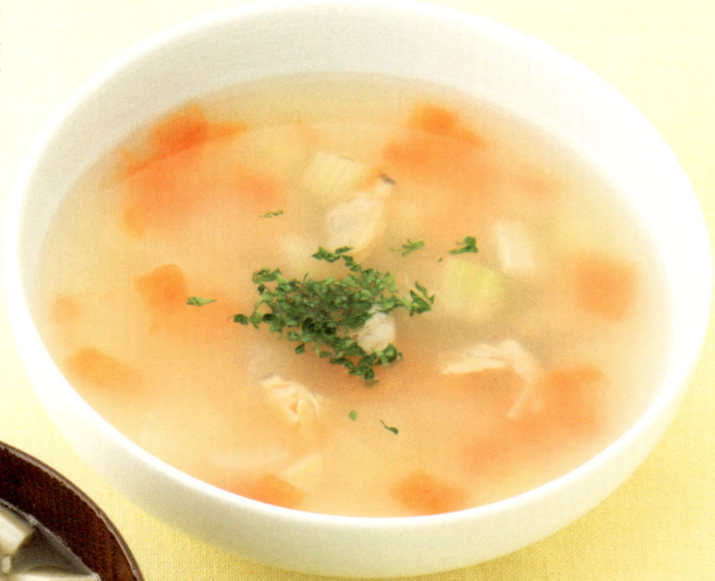

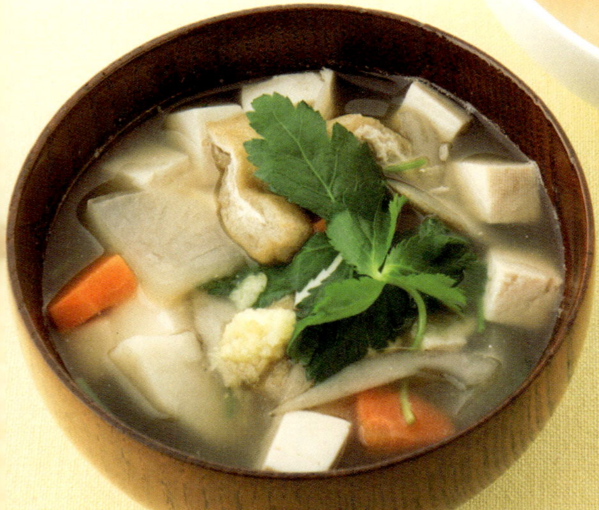

1人分　エネルギー 90kcal　たんぱく質 5.4g　食塩相当量 1.4g

食物繊維がたっぷり補える

具だくさんのけんちん汁

MEMO

けんちん汁の魅力は、一度にたくさんの野菜がとれること。しょうゆベースのスープでさっぱりとした味わいに仕上げました。

材料（1人分）

- もめん豆腐……50g
- 里芋……30g
- 大根……15g
- にんじん……5g
- ごぼう・まいたけ……各10g
- 油揚げ・三つ葉……各3g
- 煮干しだし……1カップ
- a うす口しょうゆ……小さじ⅔
- a 塩…ミニスプーン½弱（0.5g）
- かたくり粉……小さじ⅔
- 水……小さじ1
- おろししょうが…好みで少量

作り方

1. 豆腐はさいの目切りにし、水けをきる。
2. 里芋は1cm厚さの半月切りにしてさっとゆで、湯をきる。大根とにんじんは薄いいちょう切りにする。
3. ごぼうは笹がきにして水につけ、水けをきる。まいたけはほぐし、2cm長さに切る。油揚げは短冊切りにする。
4. 三つ葉は3cm長さに切る。
5. なべにだしを入れて火にかけ、ひと煮立ちしたら**2**、**3**を加えて里芋と野菜がやわらかくなるまで煮る。
6. **a**を加えて調味し、豆腐を加える。ひと煮立ちしたら水どきかたくり粉でとろみをつける。三つ葉を加え、ひと煮立ちしたら火を消す。
7. 器に盛り、おろししょうがを添える。

1人分	エネルギー	たんぱく質	食塩相当量
	66kcal	3.3g	0g

やさしい味わいが魅力

黒みつ豆乳プリン

材料（1人分）

豆乳……………………………⅓カップ強（80g）
粉かんてん………………………………小さじ½
水…………………………………大さじ½強（8g）
砂糖………………………………………小さじ1
黒みつ……………………………小さじ1弱（6g）
きな粉……………………………小さじ½強（1g）

作り方

1 なべに豆乳の½量、粉かんてん、水を入れて火にかけ、木べらで混ぜながら1～2分煮てかんてんをとかす。
2 残りの豆乳、砂糖を加えてよく混ぜながら煮る。沸騰する直前に火を消す。
3 あら熱がとれたら器に入れ、冷蔵庫でひやしかためる。黒みつ、きなこをかけて食べる。

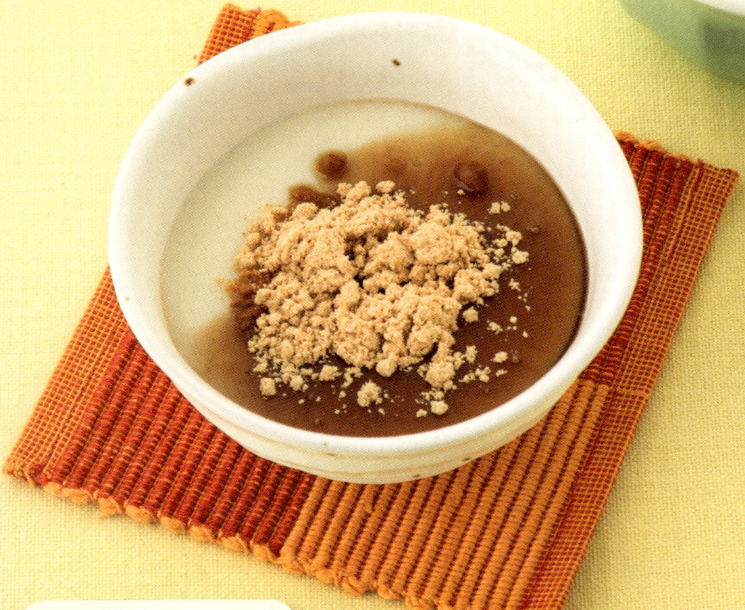

MEMO
牛乳よりも低脂肪の豆乳を使ったデザート。黒みつ＆きな粉でこくと風味を加え、砂糖が少なくても満足度が上がります。

1人分	エネルギー	たんぱく質	食塩相当量
	77kcal	2.4g	0g

酸味と甘味のバランスが絶妙

パイナップルのジェラート

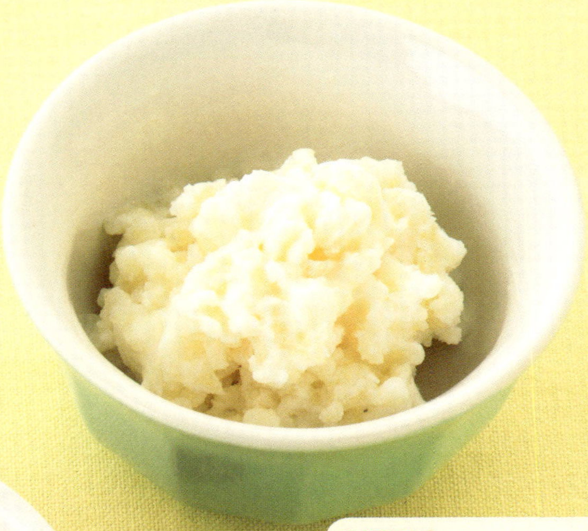

MEMO
パイナップルの缶詰めとプレーンヨーグルトで作る手軽なジェラート。途中でかき混ぜて空気を含ませるのがふんわり仕上げるコツです。

材料（1人分）

パイナップル（缶詰め）・プレーンヨーグルト
（無脂肪タイプ）………………………各40g
コンデンスミルク……………小さじ1⅓

作り方

1 パイナップルは缶汁をきり、あらみじん切りにする。
2 ボールに1、ヨーグルト、コンデンスミルクを入れて混ぜ合わせ、冷凍庫に入れて表面が凍ったらスプーンまたはフォークでかき混ぜ、全体に空気を含ませる。これを2～3回くり返す。
3 スプーンですくって器に盛る。

肝硬変非代償期（軽症の人）

食事のポイント

肝性脳症がある場合はたんぱく質制限が必要

「肝硬変非代償期」になると腹水、浮《ふ》腫《しゅ》、黄疸《おうだん》、肝性脳症、食道静脈瘤などの症状や合併症が出現します。特に高たんぱく質の食事は血液中のアンモニア濃度を高め、肝性脳症が起こりやすくなります。症状があるときはもちろん、予防のためにもたんぱく質を制限する必要があります。また便秘もアンモニア濃度が高くなり、肝性脳症を悪化させます。便秘の予防には食物繊維を充分にとり、毎日の排便を促しましょう。浮腫や腹水がある場合は、塩分制限も行ないます。

POINT

1. 適正なエネルギーを摂取する（12 ページ参照）
2. 1日3食、規則正しくとる
3. たんぱく質は適正体重（kg）× 0.8g に
   ＊制限がないときは適正体重（kg）× 1.0 ～ 1.3g。適正体重については 12 ページ参照
4. 食物繊維をとって便秘を防ぐ
5. 浮腫や腹水がある場合は塩分を1日3～6gに

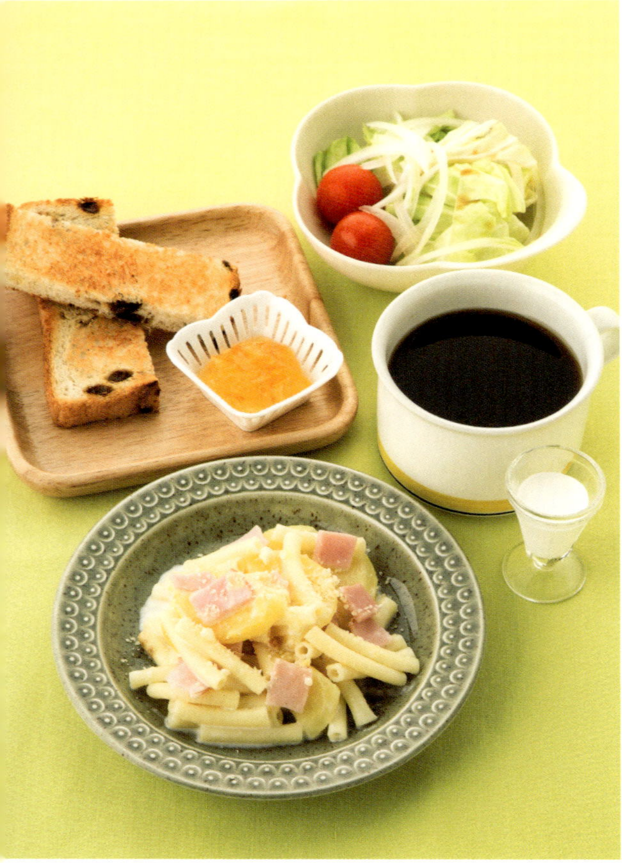

朝 クリーム煮のマカロニは主食がわりになるのでトーストは 40g 程度に。クリーム煮に生クリームやチーズを加えたり歯ごたえがある副菜を添えたりして、たんぱく質をおさえつつ食べごたえのある朝食に。

- ●マカロニのクリーム煮（45 ページ）
- ●キャベツのホットポン酢しょうゆかけ（48 ページ）
- ●トースト ぶどうパン 40g
- ●オレンジマーマレードジャム 20g
- ●ホットコーヒー（コーヒー ¾ カップ、ミルク 10g）

エネルギー	たんぱく質	食塩相当量
451 kcal	13.2 g	2.0 g

1日のトータル	エネルギー	たんぱく質	食塩相当量
	1660 kcal	54.1 g	6.0 g

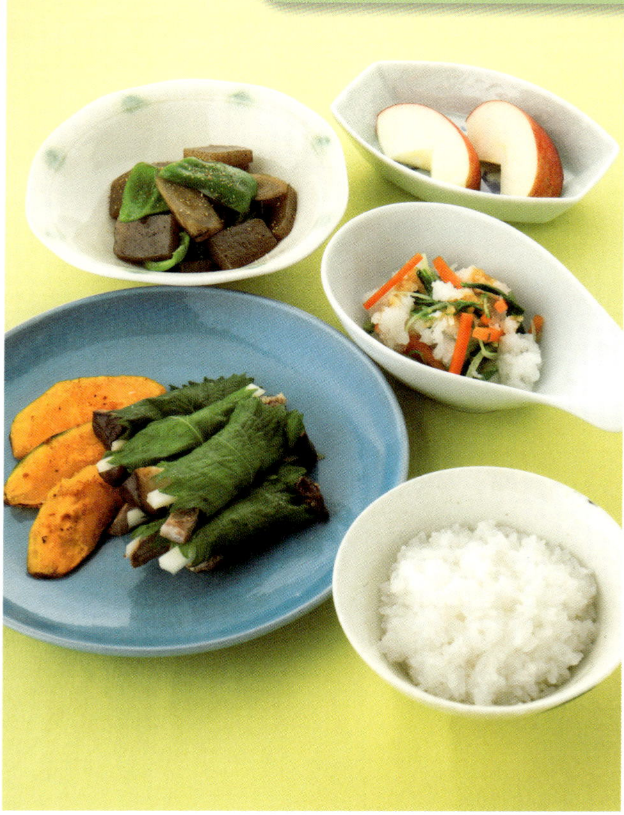

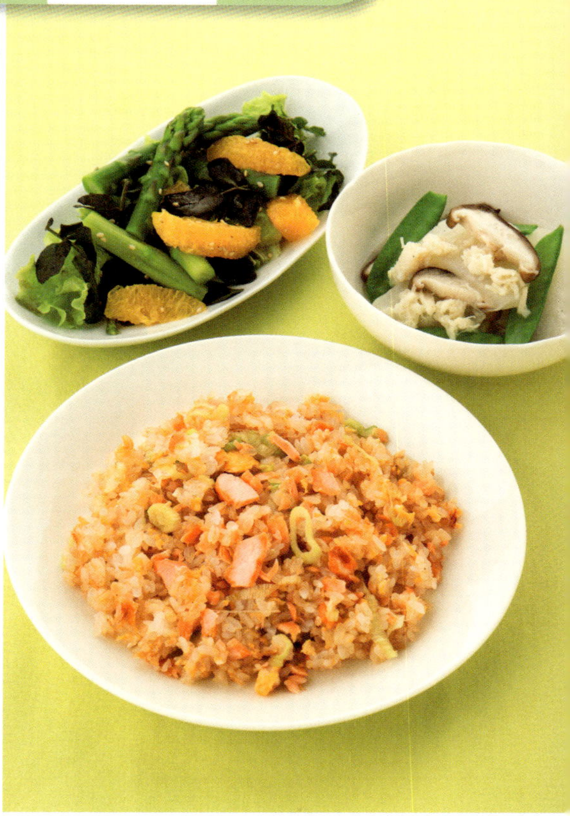

夕

肉の量をおさえた分、副菜２品と果物がとれる献立に。野菜やきのこを使ってもの足りなさをカバーしながら食物繊維も補え、肝硬変非代償期に注意したい便秘の予防にもおすすめします。

- ●牛肉の青じそ巻き かぼちゃのソテー添え（40 ページ）
- ●水菜とにんじんのおろしあえ（46 ページ）
- ●ごぼうとこんにゃくのいため煮（47 ページ）
- ●ごはん（胚芽精米）150g
- ●りんご 皮つき 60g

エネルギー	たんぱく質	食塩相当量
658 kcal	19.6 g	2.1 g

昼

チャーハンにサケと卵、うすくず煮にホタテ貝柱を組み合わせ、良質のたんぱく質がバランスよくとれます。サラダのオレンジの酸味が味にめりはりをつけ、うす味でも満足感のある献立に。

- ●サケと卵のチャーハン（51 ページ）
- ●グリーンアスパラガスのオレンジ風味サラダ（47 ページ）
- ●かぶのうすくず煮（48 ページ）

エネルギー	たんぱく質	食塩相当量
551 kcal	21.3 g	1.9 g

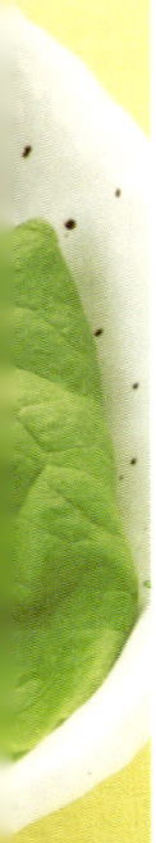

1人分	エネルギー	たんぱく質	食塩相当量
	215kcal	13.3g	1.4g

野菜を加えたあんをかけてもの足りなさをカバー

鶏つくねの甘酢あん

材料（1人分）

- 鶏ひき肉……60g
- a おろししょうが……小さじ1
- 塩……ミニスプーン½弱（0.5g）
- 酒……小さじ½弱（2g）
- かたくり粉……大さじ⅔
- 干ししいたけ……2枚（乾4g）
- ゆで竹の子・玉ねぎ……各30g
- b 酢・砂糖・酒……各小さじ1
- しょうゆ……小さじ1弱（5g）
- かたくり粉……小さじ⅔
- ごま油……小さじ½
- しょうが甘酢漬け（細切り）……5g
- サラダ菜……20g

作り方

1 ひき肉と **a** を混ぜ合わせ、3等分にして丸める（鶏つくね）。
2 干ししいたけはもどす（もどし汁はとりおく）。軸を除き、4つに切る。
3 竹の子は一口大のいちょう切りにする。玉ねぎはくし形切りにする。
4 なべに鶏つくね、**2** の干ししいたけ、ひたひたの水を入れて煮る。つくねに火が通ったらゆで汁を別の容器に移す。
5 **4** のなべに **3** を加え、**2** のもどし汁と **4** のゆで汁を具が半分隠れるくらい注ぎ入れ、玉ねぎがやわらかくなるまで煮る。
6 **b** を加え、混ぜながらとろみがつくまで煮る。火を消す直前にごま油を加えて混ぜ合わせる。
7 器にサラダ菜を敷いて **6** を盛り、しょうが甘酢漬けをのせる。

1人分	エネルギー	たんぱく質	食塩相当量
	138kcal	14.1g	0.9g

高たんぱく質のカツオは1食50gに

カツオの中国風刺し身

材料（1人分）

- カツオ（刺し身用さく）……50g
- しょうゆ……小さじ1
- 酒……小さじ½強（3g）
- サラダ油……小さじ¾
- にんにく（みじん切り）・しょうが汁……各小さじ½
- ねぎ……20g
- リーフレタス……10g
- クレソン（あらみじん切り）……15g
- いり白ごま……小さじ½
- レモン果汁……小さじ½～小さじ⅔

作り方

1 カツオは薄いそぎ切りにする。
2 なべに油を熱し、弱火でにんにくをいためる。香りが立ったらしょうゆと酒を加え混ぜ、火を消す。あら熱がとれたらしょうが汁、カツオを入れて味をなじませる。
3 ねぎは2～3㎝長さのせん切りにして水に放し、水けをきる。
4 器にレタスを敷いて、クレソン、ねぎをのせ、カツオを盛る。ごまをふり、レモン汁をかける。

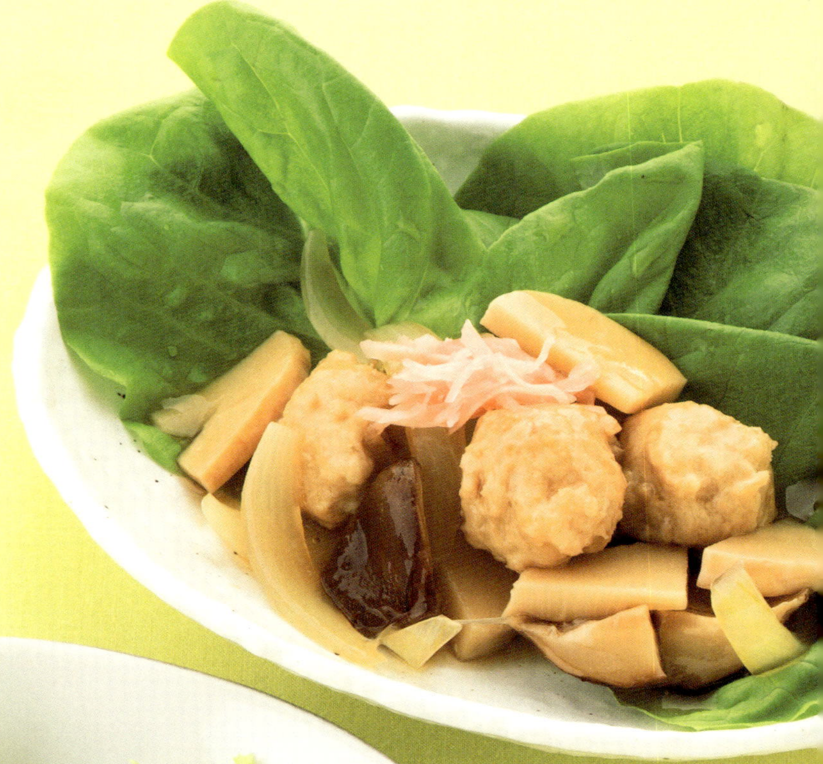

MEMO

たんぱく質量をおさえるために卵を使わずにつくねを作り、ゆでて鶏肉のアクを除きました。鶏つくねのかわりに豚ロース肉を角切りにしたものを使ってもおいしいです。

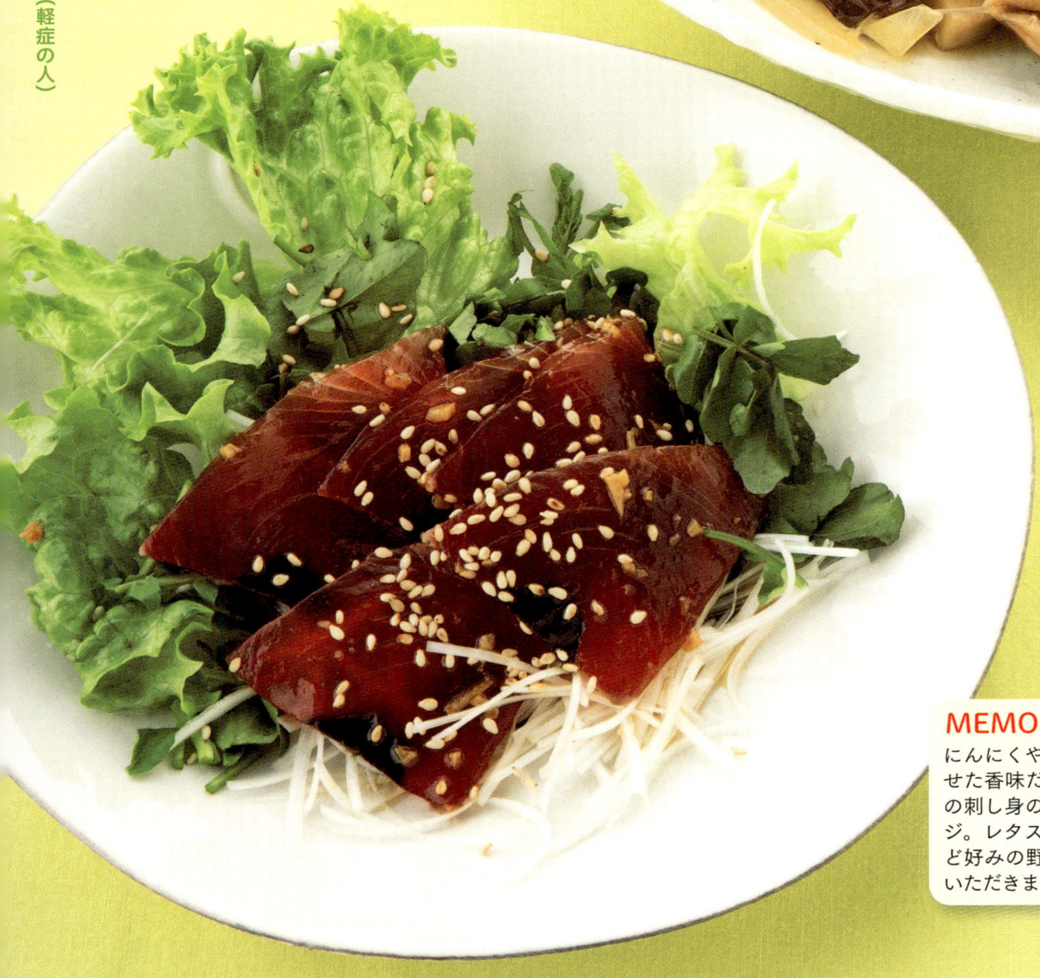

MEMO

にんにくやしょうがをきかせた香味だれをかける中国の刺し身の食べ方をアレンジ。レタスのほか、春菊など好みの野菜といっしょにいただきましょう。

1人分 エネルギー 287kcal たんぱく質 13.2g 食塩相当量 1.2g

きのこと野菜を巻いてボリュームアップ

牛肉の青じそ巻き　かぼちゃのソテー添え

材料（1人分）

- 牛もも肉（焼き肉用）… 50g
- オリーブ油 ……… 小さじ½
- a
  - しょうゆ・砂糖 ………………… 各小さじ1
  - ねぎ（みじん切り）………………… 大さじ1
  - しょうが・にんにく（各みじん切り）…… 各小さじ1
  - ごま油 ………… 小さじ1¼
  - いり白ごま ……… 小さじ½
  - こしょう ………………… 少量
- エリンギ ………………… 50g
- 塩 …ミニスプーン¼（0.3g）
- ごま油 ……………… 小さじ½
- セロリ ………………… 20g
- 青じそ ……………… 6枚（5g）
- かぼちゃ ………………… 40g
- オリーブ油 ……… 小さじ½
- 塩 ………………………… 少量

作り方

1. フライパンにオリーブ油を熱し、牛肉を入れて焼き色がつくまで焼く。裏返して焼き、中まで火を通す。とり出して6等分の棒状に切り、混ぜ合わせた **a** をからめる。
2. エリンギは縦6つに切る。**1** のフライパンのよごれをキッチンペーパーでふきとってエリンギを入れ、塩とごま油をふってしんなりとなるまでいためる。
3. セロリは3㎝長さの細切りにする。
4. 牛肉、エリンギ、セロリを6等分にし、青じそ1枚ずつにそれぞれをのせて巻く（牛肉の青じそ巻き）。
5. かぼちゃはわたと種を除き、6㎜厚さのくし形切りにする。耐熱皿に水少量とともに入れ、ラップをふんわりとかけて電子レンジで7分加熱する。フライパンにオリーブ油を熱していため、塩をふる（かぼちゃのソテー）。
6. 皿に牛肉の青じそ巻きを盛り、かぼちゃのソテーを添える。

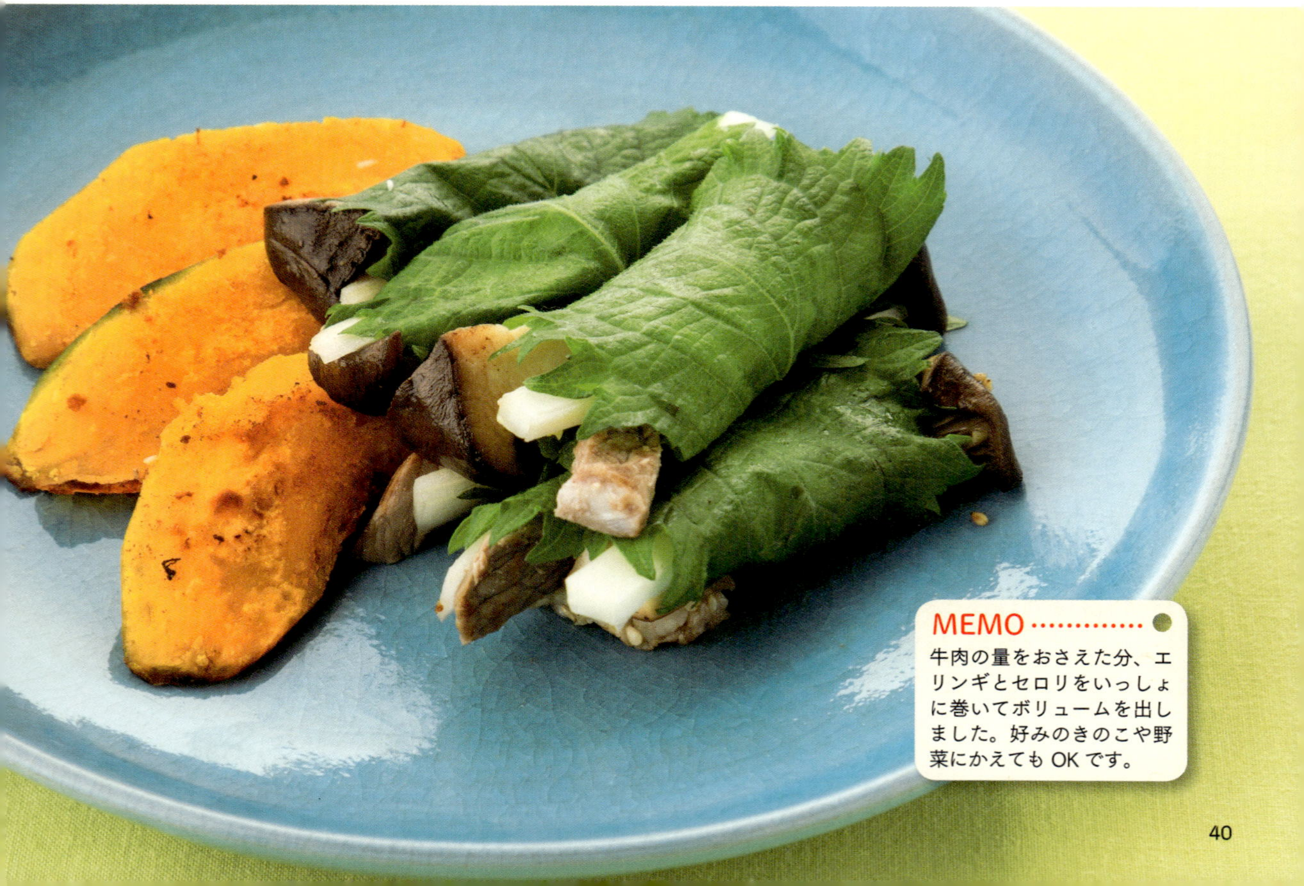

MEMO

牛肉の量をおさえた分、エリンギとセロリをいっしょに巻いてボリュームを出しました。好みのきのこや野菜にかえてもOKです。

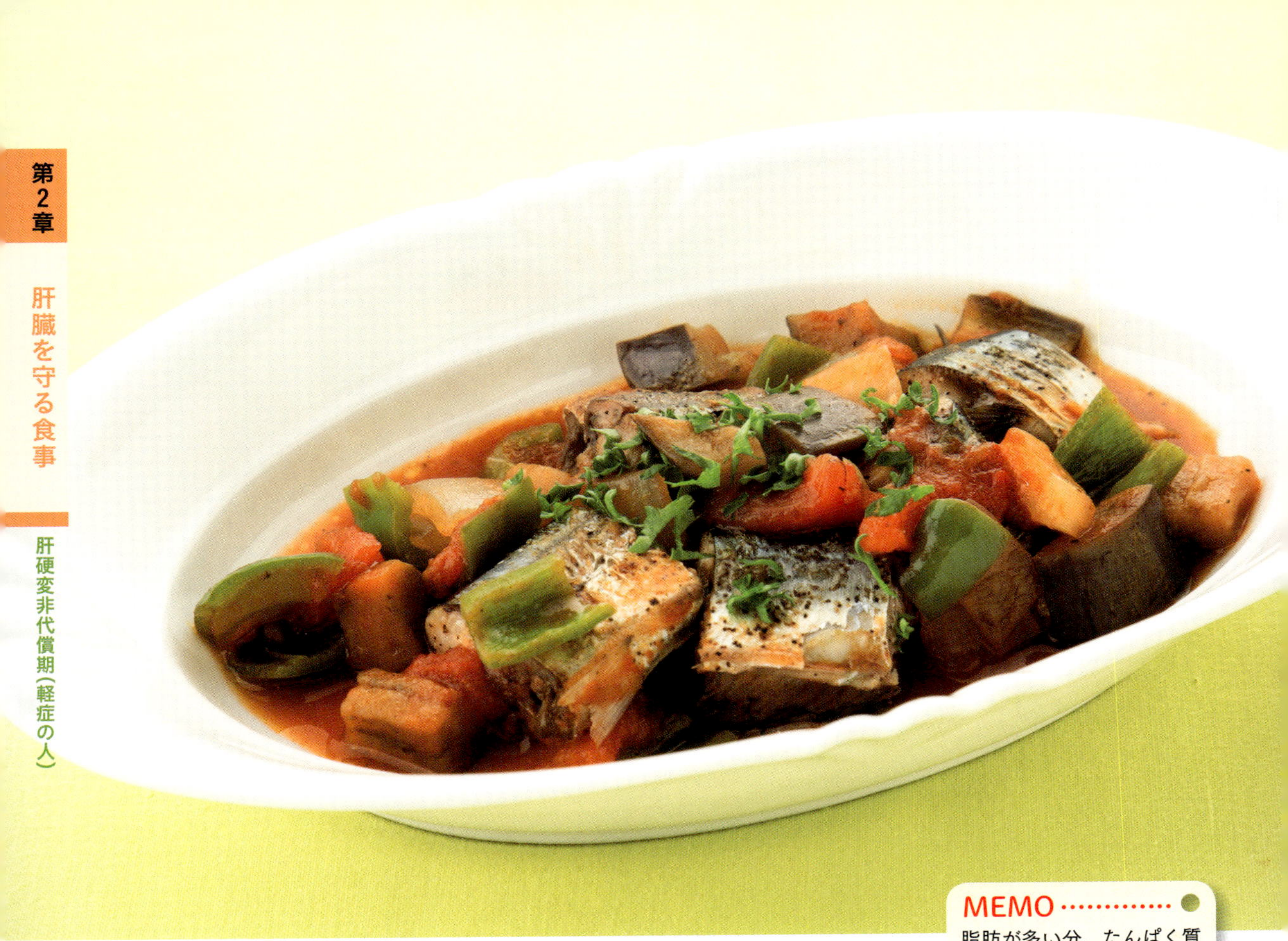

MEMO

脂肪が多い分、たんぱく質量が少ないサンマは70g使えます。野菜を組み合わせることで食物繊維が3g以上とれます。

1人分　エネルギー 292kcal　たんぱく質 14.6g　食塩相当量 1.4g

野菜のうま味をぎゅっと凝縮

サンマと野菜のトマト煮

材料（1人分）

- サンマ……70g
- 塩・こしょう……各少量
- トマト……50g
- なす（1.5cm角に切る）……50g
- 玉ねぎ（1.5cm角に切る）…30g
- セロリ（1.5cm角に切る）…20g
- ピーマン（1.5cm角に切る）……10g
- にんにく（みじん切り）……小さじ1¼
- オリーブ油……大さじ¾
- **a**
  - トマトピュレ……大さじ1強（20g）
  - ロリエ……少量
  - 固形ブイヨン…½個（2g）
  - 水……大さじ1⅓
- 塩……ミニスプーン¼（0.3g）
- こしょう……少量
- パセリ（みじん切り）……小さじ½

作り方

1. サンマは頭と尾を切り落とし、腹わたを除く。4cm幅のぶつ切りにし、塩、こしょうをふる。魚焼きグリルで両面に焼き色がつくまで焼く。
2. トマトは皮を湯むきして種を除き、乱切りにする。なすは水にさらし、水けをきる。
3. なべにオリーブ油を熱し、にんにくと玉ねぎを入れて弱火でいためる。香りが立ったらセロリ、なすを加えていため、全体に油がまわったらトマトと**a**を加えて20分ほど煮る。
4. **1**のサンマとピーマンを加え、味がなじむまで煮て塩、こしょうをふる。器に盛り、パセリを散らす。

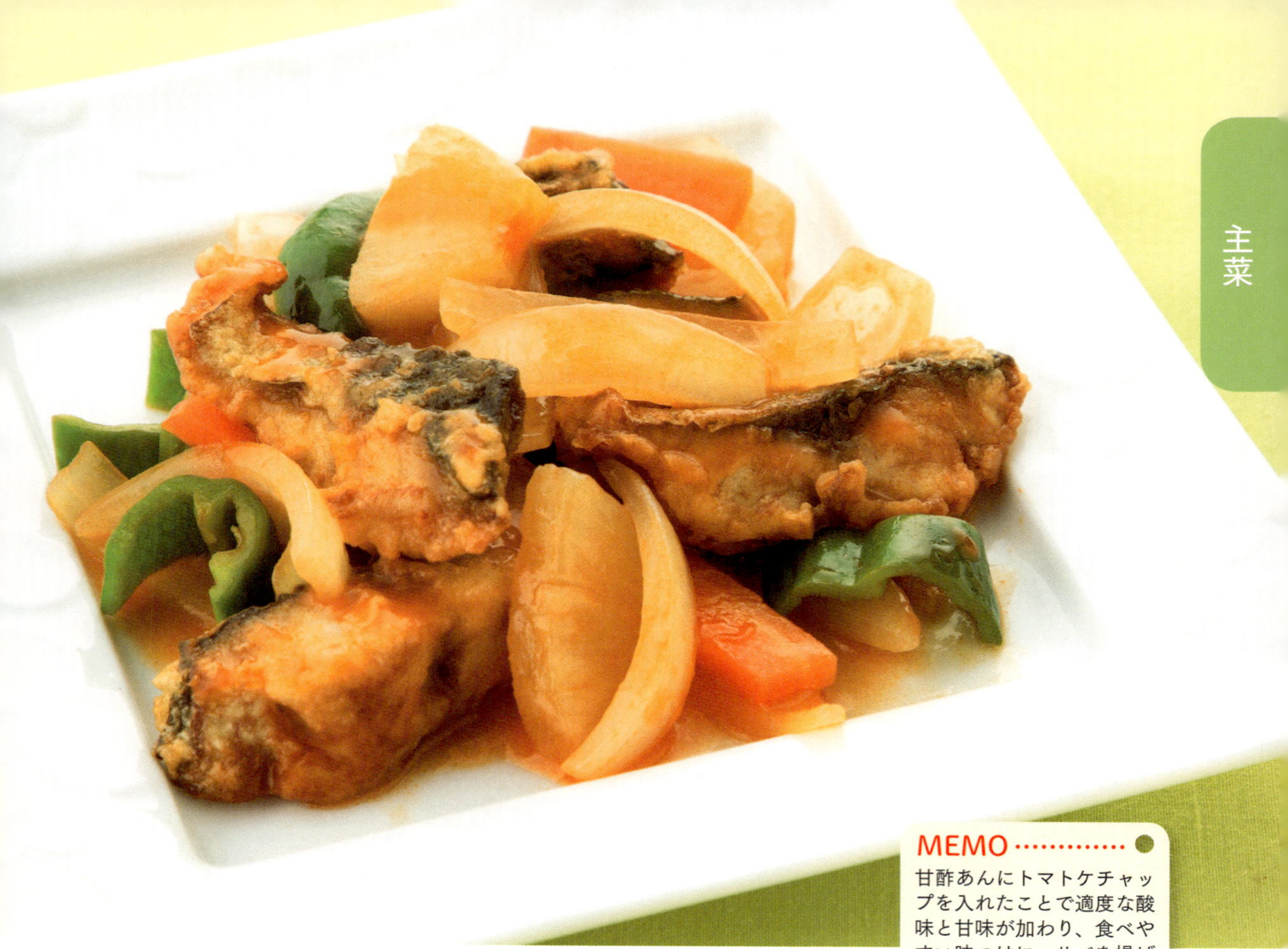

MEMO

甘酢あんにトマトケチャップを入れたことで適度な酸味と甘味が加わり、食べやすい味つけに。サバを揚げる衣に小麦粉とかたくり粉を同量ずつ入れるとカラリと揚がります。

1人分	エネルギー	たんぱく質	食塩相当量
	304kcal	12.7g	1.7g

サバを減らした分、野菜をプラス

サバと野菜の甘酢あんかけ

材料（1人分）

- サバ……50g
- 酒……小さじ½強（3g）
- 塩……少量
- a とき卵……10g
  - 水・小麦粉・かたくり粉……各小さじ1
- 揚げ油
- 玉ねぎ……30g
- ピーマン……20g
- にんじん……10g
- パイナップル（缶詰め）……20g
- サラダ油……小さじ½
- b 砂糖・酢……各小さじ2
  - トマトケチャップ……小さじ1⅔
  - 固形ブイヨン……¼個（1g）
  - 塩…ミニスプーン½弱（0.5g）
  - かたくり粉……小さじ1
  - 水……¼カップ

作り方

1 サバは一口大のそぎ切りにし、酒と塩をふってしばらくおく。

2 玉ねぎはくし形切りにし、ピーマンは横に1㎝幅に切る。にんじんは3㎜厚さの短冊切りにする。

3 パイナップルは缶汁をきり、一口大に切る。

4 **1** のサバの汁けをふきとり、混ぜ合わせた **a** をつけて170℃の油でカラリと揚げる。

5 フライパンに油を熱し、**2** をいためる。火が通ったら **b** を加えてひと煮立ちさせ、いため合わせる。サバとパイナップルを加え、サバをくずさないように混ぜ合わせる。

1人分　エネルギー 325kcal　たんぱく質 13.9g　食塩相当量 1.0g

練りがらしの辛味がうす味をカバー

豚肉の香味揚げ　レモン風味の粉吹き芋添え

材料（1人分）

豚ロース厚切り肉	60g
小麦粉	小さじ1⅔
揚げ油	
練りがらし	少量
a 減塩しょうゆ	小さじ1⅓
a 酒	小さじ1強（6g）
じゃが芋	40g
b 減塩しょうゆ	小さじ½
b 砂糖	小さじ⅓
b サラダ油	小さじ1¼
b 小ねぎ（小口切り）	3g
b レモン果汁	小さじ1
リーフレタス・ラディシュ	各10g

作り方

1 豚肉は筋切りをして小麦粉を薄くまぶす。170℃に熱した油で揚げ、表面がカリッとなったら火を弱めて中まで火を通す。最後に火を強めて1分ほど揚げる。熱いうちにからしを表面に塗り、**a** をからめる。

2 じゃが芋は乱切りにし、やわらかくなるまでゆでる。湯を捨てて火にかけ、なべを揺すり、粉吹き芋にする。熱いうちに **b** を加え混ぜる。

3 器にレタスを敷き、**1** を食べやすく切って盛り、**2**、ラディシュを添える。

MEMO

練りがらしのピリリとした辛味がうす味を感じさせません。減塩しょうゆの塩分は普通のしょうゆの約半分です。

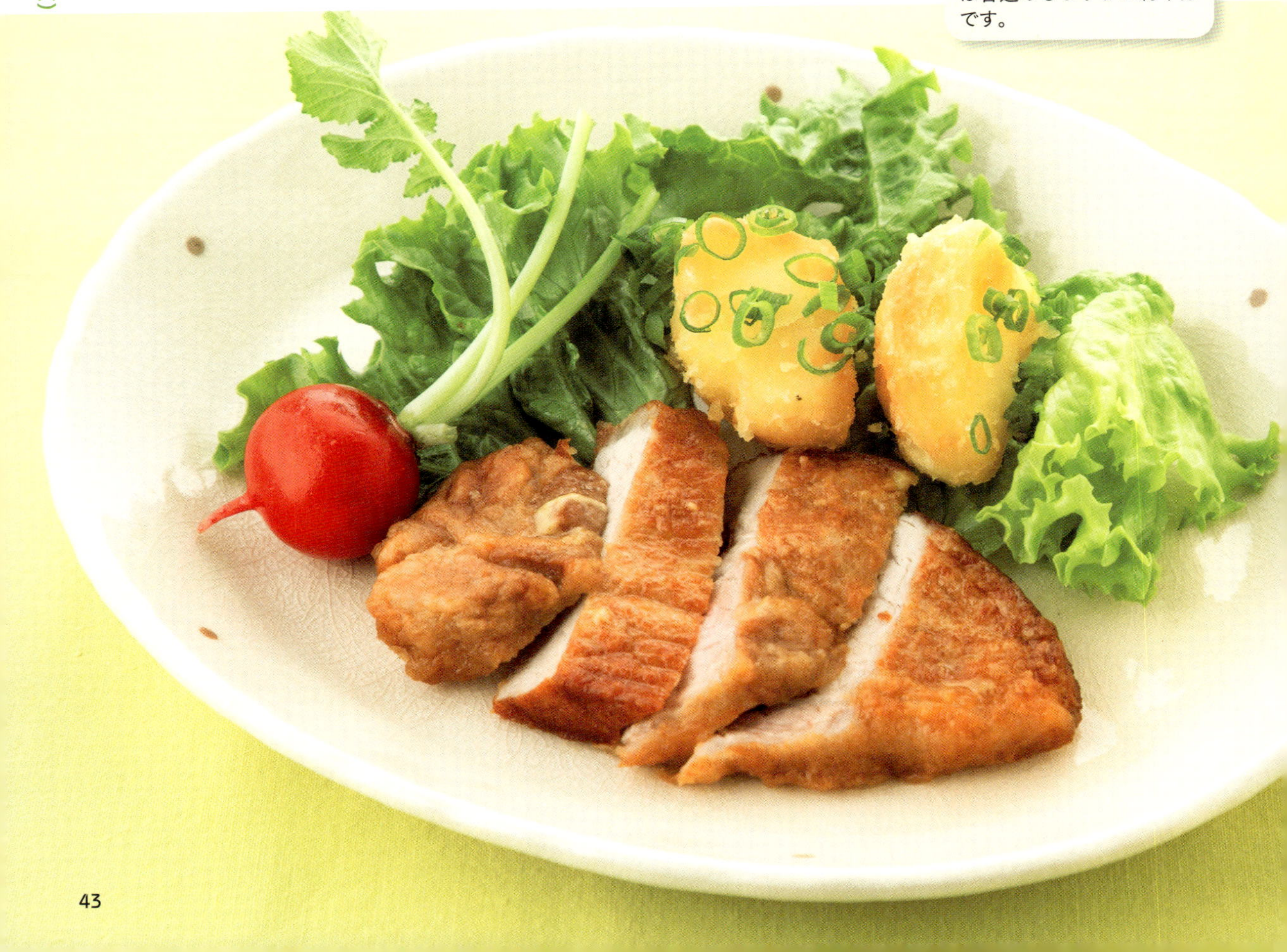

1人分　エネルギー 220kcal　たんぱく質 12.7g　食塩相当量 0.9g

味わいは“豆腐のギョーザ”

豆腐のひき肉はさみ焼き

材料（1人分）

もめん豆腐	120g
かたくり粉	少量
a 豚ひき肉	20g
a にら（みじん切り）	6g
a ねぎ（みじん切り）	5g
a しょうゆ	小さじ⅓
a 酒	小さじ½弱（2g）
a ごま油	小さじ¼
a こしょう	少量
サラダ油	小さじ1
ごま油	小さじ½
レタス	10g
ミニトマト	3個（30g）
b 減塩しょうゆ	小さじ1
b 酢	小さじ½強（3g）
b 辣油《らーゆ》	少量

作り方

1. 豆腐はキッチンペーパーに包んで5分ほどおき、水けをきる。厚みを半分に切り、さらに厚みの半分に切り目を入れて袋状にし、内側にかたくり粉をふる。
2. **a** を混ぜ合わせて2つに分け、袋状にした豆腐に詰める。
3. フライパンにサラダ油を熱して **2** を入れ、1.5㎝深さまで熱湯を注ぎ、ふたをして蒸し焼きにする。ふたをはずし水けをとばし、ごま油をまわし入れて焼き色をつける。裏返して同様に焼き色をつける。
4. 皿にレタス、ミニトマトとともに **3** を盛り、**b** を混ぜ合わせたたれを添える。

MEMO

豆腐に詰める具はギョーザの具のアレンジ。淡泊なイメージの豆腐料理が満足度の高い主菜になりました。たれは、減塩しょうゆを使って塩分を控えます。

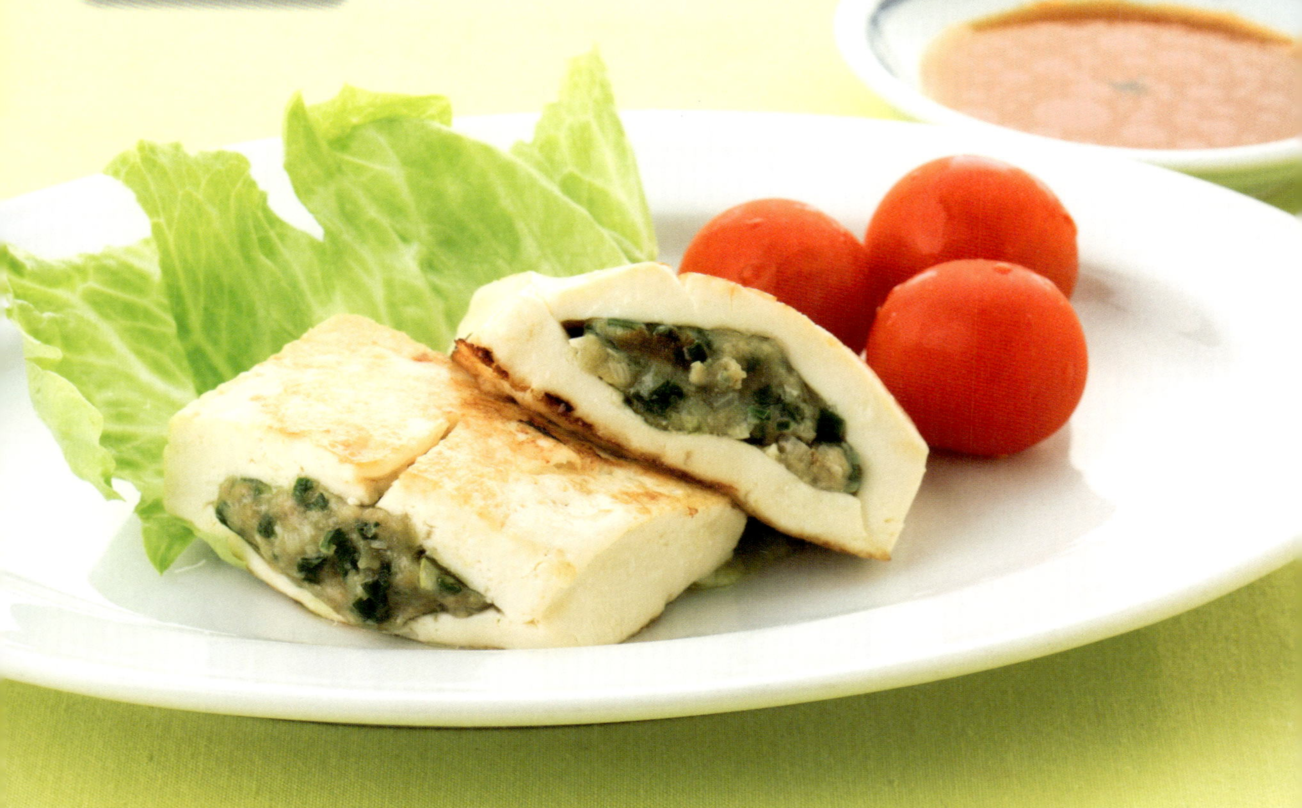

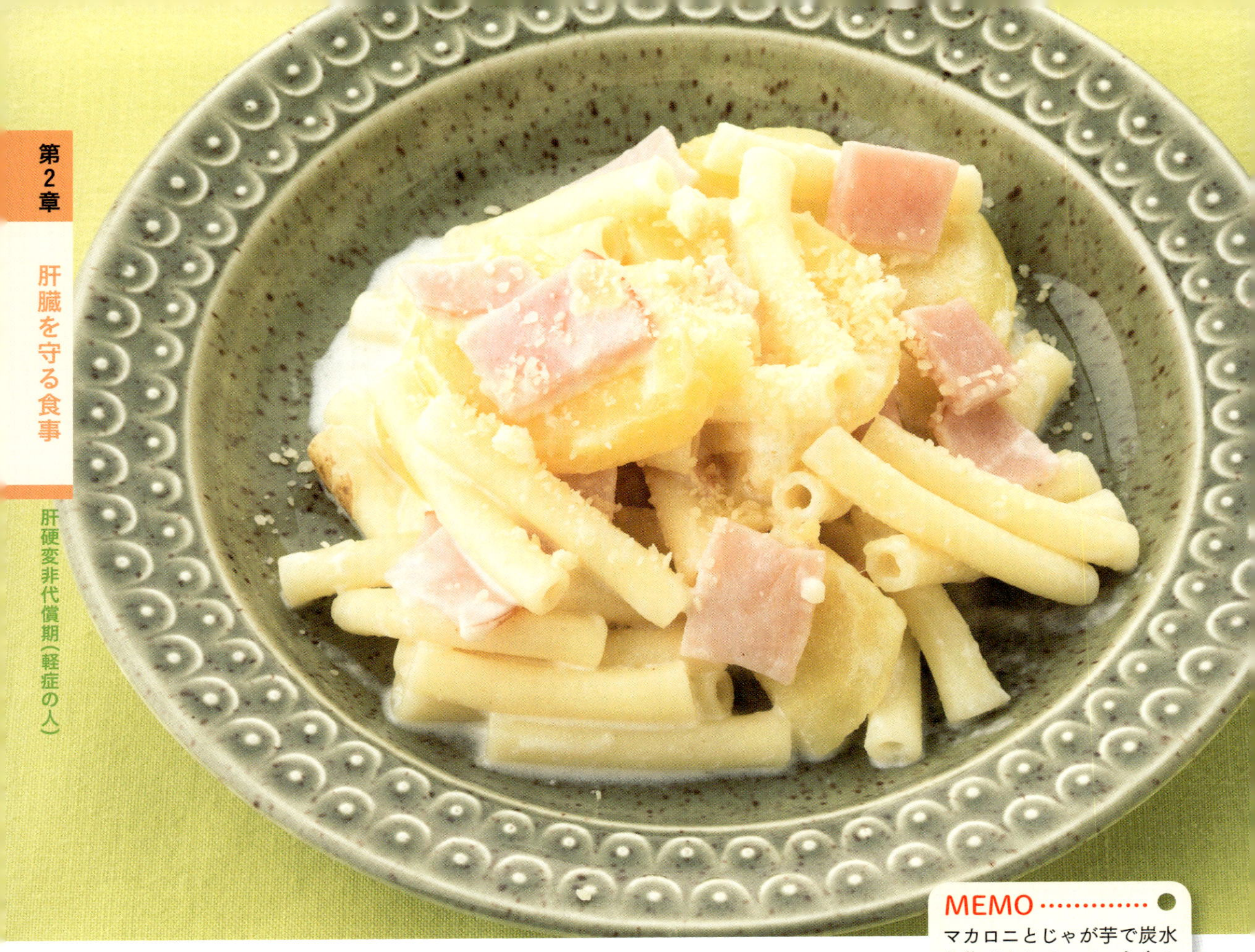

MEMO

マカロニとじゃが芋で炭水化物がとれるので、主食のかわりにもなります。生クリームや粉チーズのこくが加わり、もの足りなさを感じさせない一品に。

1人分 エネルギー 237kcal たんぱく質 7.9g 食塩相当量 1.1g

低たんぱく質なのにこくがある

マカロニのクリーム煮

材料（1人分）

マカロニ……乾 13g
じゃが芋……1個（50g）
ロースハム……15g
牛乳……¼カップ
生クリーム（乳脂肪37%のもの）……大さじ1⅓
塩・こしょう……各少量
粉チーズ……小さじ½

作り方

1 マカロニは袋の表示より2～3分短くゆで、湯をきる。
2 じゃが芋は5㎜厚さの半月切りにし、かためにゆでる（または電子レンジで5分加熱する）。ハムは1.5㎝四方に切る。
3 なべに牛乳、マカロニ、じゃが芋を入れ、弱火で5分ほど煮る。生クリームを加えてひと煮立ちしたらハムを加え、塩、こしょうをふる。器に盛り、粉チーズをふる。

1人分 エネルギー 61kcal　たんぱく質 3.3g　食塩相当量 0.6g

ごま油、にんにくがおいしさのカギ

ズッキーニともやしのナムル風いため

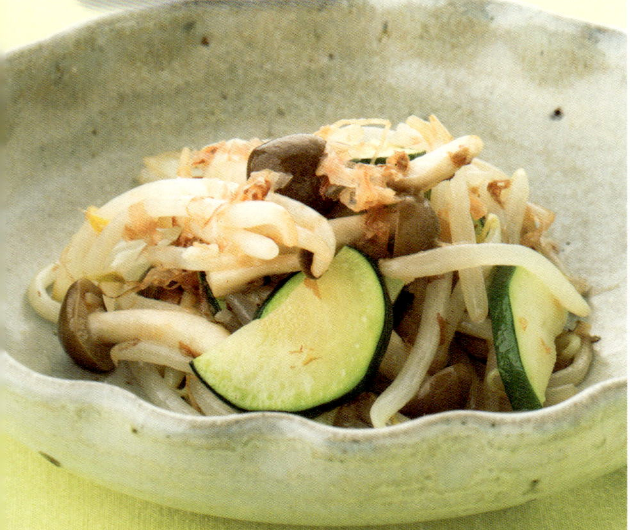

MEMO

ごま油、にんにく、削りガツオを使った、香り豊かなナムル風のいため物です。塩少量でもうま味を充分に感じられます。

材料（1人分）

ズッキーニ	40g
しめじ類	20g
もやし	30g
ごま油	小さじ1
塩	ミニスプーン½
おろしにんにく	小さじ½
削りガツオ	2g

作り方

1 ズッキーニは薄い半月切りにする。しめじは石づきを除き、ほぐす。
2 フライパンにごま油を熱し、**1**、もやしを入れて塩をふり、いためる。しんなりとなったら、にんにくと削りガツオを加えて、さっといため合わせる。

1人分 エネルギー 20kcal　たんぱく質 1.1g　食塩相当量 0.3g

みずみずしさをいただきます

水菜とにんじんのおろしあえ

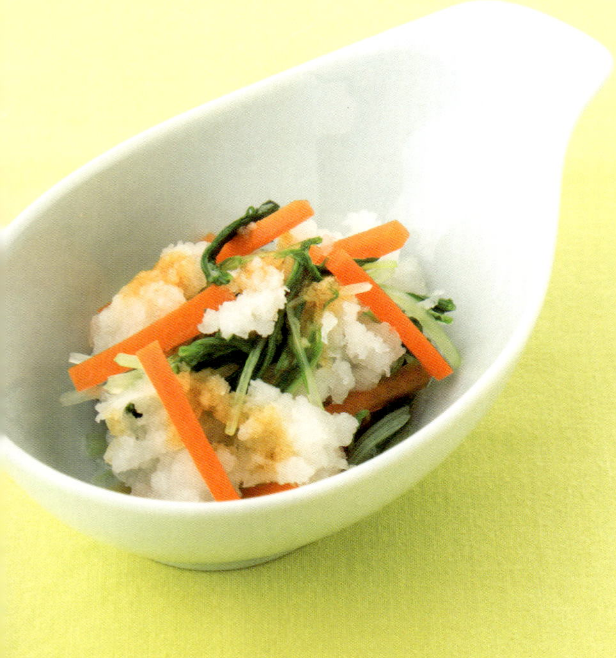

材料（1人分）

水菜	30g
にんじん	7g
大根	50g
しょうゆ	小さじ⅓

作り方

1 水菜はさっとゆでて水にとり、水けを絞って3㎝長さに切る。
2 にんじんは3㎝長さの細切りにしてゆで、湯をきる。
3 大根はすりおろし、軽く汁けを絞る。
4 **1**～**3**を混ぜ合わせて器に盛り、しょうゆをかける。

MEMO

塩分がうすく感じる場合は、少量の酢をかけてうす味をカバーしましょう。酢には塩味を引き立たせる効果があります。

1人分　エネルギー 86kcal　たんぱく質 2.2g　食塩相当量 0.3g

オレンジの甘ずっぱさを利用して低塩に

グリーンアスパラガスのオレンジ風味サラダ

材料（1人分）

グリーンアスパラガス40g
オレンジ……………………60g
a 酢……小さじ1弱（4g）
　うす口しょうゆ
　……………………小さじ⅓
　オリーブ油……小さじ1¼
サニーレタス・クレソン
（ちぎる）…………各10g
いり白ごま………小さじ¼

作り方

1 オレンジは½量は薄皮を除いて一口大に切る。残りは果汁を絞り、a を混ぜ合わせる（ドレッシング）。
2 アスパラは根元とかたい皮を除いてやわらかくなるまでゆで、水にとって食べやすい長さに切る。
3 器にレタスとクレソンを敷き、アスパラと 1 のオレンジの果肉を盛る。ごまをふり、食べるときにドレッシングをまわしかける。

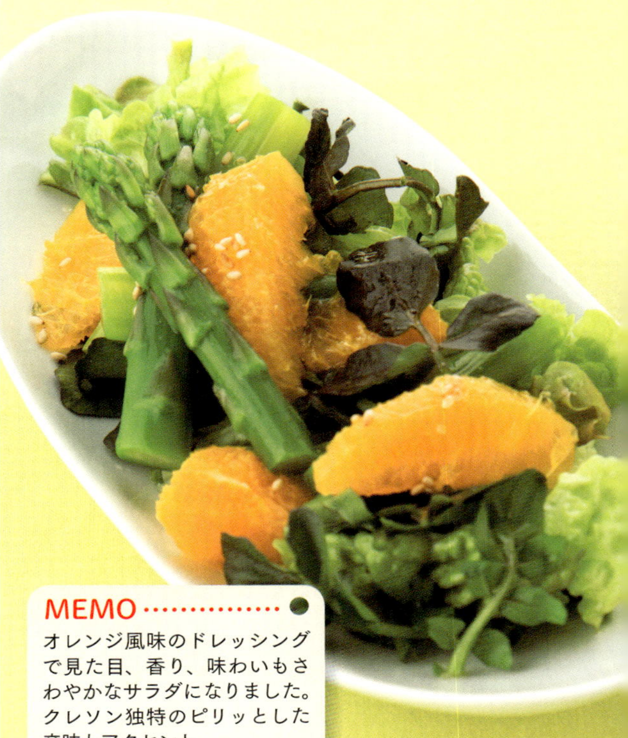

MEMO
オレンジ風味のドレッシングで見た目、香り、味わいもさわやかなサラダになりました。クレソン独特のピリッとした辛味もアクセント。

食物繊維の補給に役立つ常備菜

ごぼうとこんにゃくのいため煮

1人分　エネルギー 101kcal　たんぱく質 1.4g　食塩相当量 0.7g

材料（1人分）

ごぼう……………………40g
こんにゃく………………50g
ピーマン…………………15g
サラダ油…………小さじ¾
a めんつゆ（ストレートタイプ）
　……大さじ1強（20g）
　酒………………小さじ1
　砂糖……………小さじ⅔
　水………………½カップ
ごま油……………小さじ½
粉ざんしょう…………少量

作り方

1 ごぼうは5㎜厚さの斜め切りにして水にさらし、水けをきる。こんにゃくは短冊切りにし、さっとゆでて湯をきる。
2 ピーマンは半分に切って種を除き、一口大に切る。
3 フライパンにサラダ油を熱し、ごぼうとこんにゃくを入れていためる。油がまわったら a を加え、ごぼうがやわらかくなるまで煮る。
4 煮上がる前にピーマンとごま油を加え、汁けをとばすようにに煮つめる。
5 器に盛り、好みで粉ざんしょうをふる。

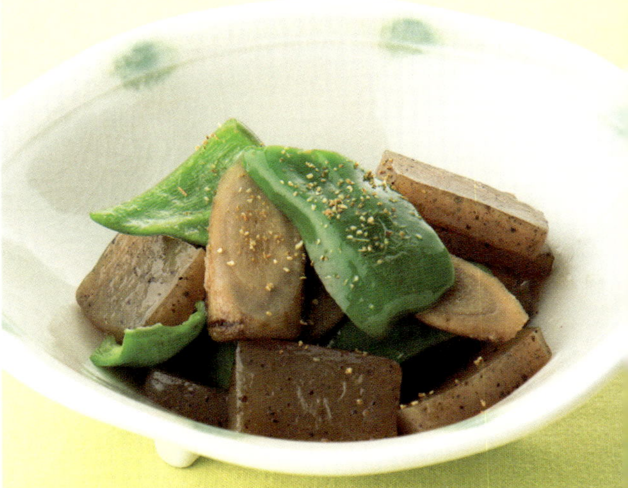

MEMO
作りおきしておくと、もう一品ほしいときやお弁当のおかずにも役立ちます。粉ざんしょうのかわりに七味とうがらしも合います。

1人分	エネルギー	たんぱく質	食塩相当量
	43kcal	3.9g	0.9g

うす味にしょうがをきかせて

かぶのうすくず煮

材料（1人分）

- かぶ……60g
- 生しいたけ……10g
- 水……½カップ
- ホタテ貝柱（水煮缶詰め）……15g
- 塩……ミニスプーン⅔（0.8g）
- おろししょうが小さじ½
- かたくり粉……小さじ1
- 水……小さじ2
- さやえんどう……10g

作り方

1 かぶは7～8㎜厚さの半月切りにする。しいたけは軸を除き、1㎝幅に切る。
2 なべに水と **1** を入れて火にかけ、ひと煮立ちしたらホタテを缶汁ごと入れ、塩で味をととのえる。
3 かぶがやわらかくなったらしょうがを加え、水どきかたくり粉でとろみをつけ、器に盛る。
4 さやえんどうは筋を除いて色よくゆで、水にとって水けをきり、**3** に散らす。

MEMO

かぶの甘味をホタテのうま味が引き立てます。おろししょうがの辛味、風味が味にめりはりをつけてうす味をカバー。

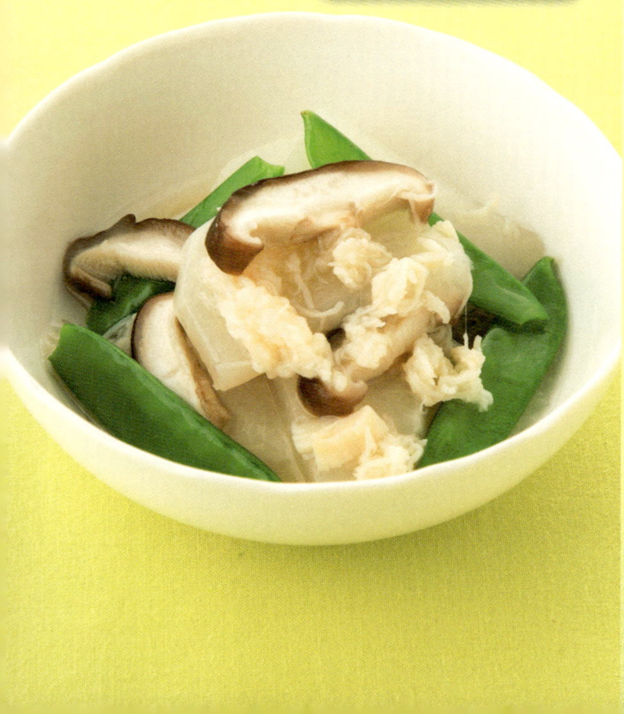

1人分	エネルギー	たんぱく質	食塩相当量
	25kcal	1.2g	0.5g

忙しいときに活躍する超時短メニュー

キャベツのホットポン酢しょうゆかけ

材料（1人分）

- キャベツ……50g
- 玉ねぎ……10g
- ミニトマト……2個（20g）
- ポン酢しょうゆ……小さじ1⅓

作り方

1 キャベツは2㎝幅にざくざくと切り、器に盛る。
2 玉ねぎは薄切りにして水にさらし、水けをきる。
3 小なべにポン酢しょうゆを入れて火にかけ、沸騰したらすぐに火を消し、キャベツにかける。玉ねぎとミニトマトをのせる。

MEMO

ポン酢しょうゆは温めると味がしみ込みやすくなり、酸味がまろやかに。やわらかい食感が好みのかたはキャベツをゆでてください。

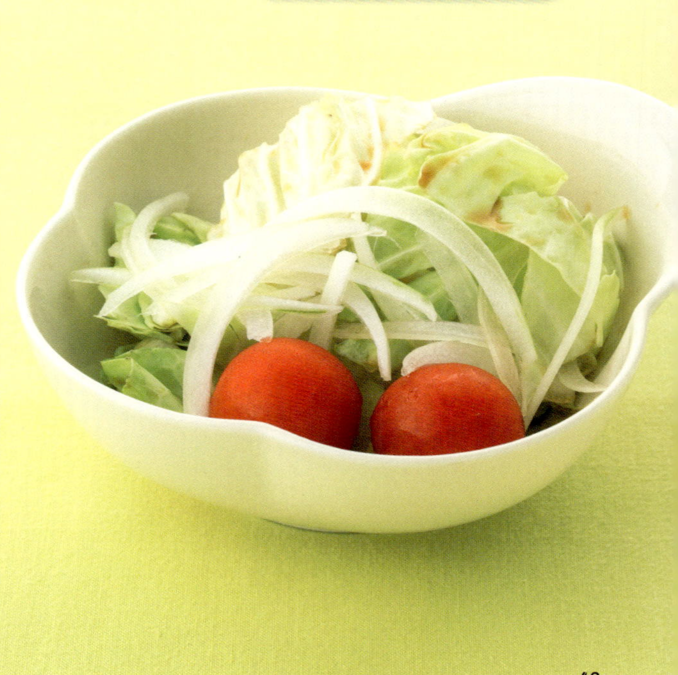

1人分 エネルギー 131kcal たんぱく質 3.1g 食塩相当量 0.6g

酢の力で塩味を引き立たせる

れんこんのごまマヨネーズあえ

材料（1人分）

れんこん……………………50g
さやえんどう…………15g
マヨネーズ…小さじ1¼

a 練り白ごま
……小さじ1強（7g）
カツオだし
…… 大さじ½弱（7g）
酢・砂糖……各小さじ1
うす口しょうゆ
……………小さじ½

作り方

1 れんこんは薄い半月切りにし、酢少量（分量外）を加えた水にさらし、水けをきってさっとゆで、湯をきる。さやえんどうは筋を除き、色よくゆでて水にとり、水けをきる。

2 **a** を混ぜ合わせ、マヨネーズを加えてさらに混ぜ合わせる（ごまマヨネーズ）。**1** を加えてあえる。

MEMO

れんこんはゆですぎずにしゃきしゃき感を残しましょう。油分の多いマヨネーズは最後に加えると、あえ衣のほかの材料と混ぜ合わせやすくなります。

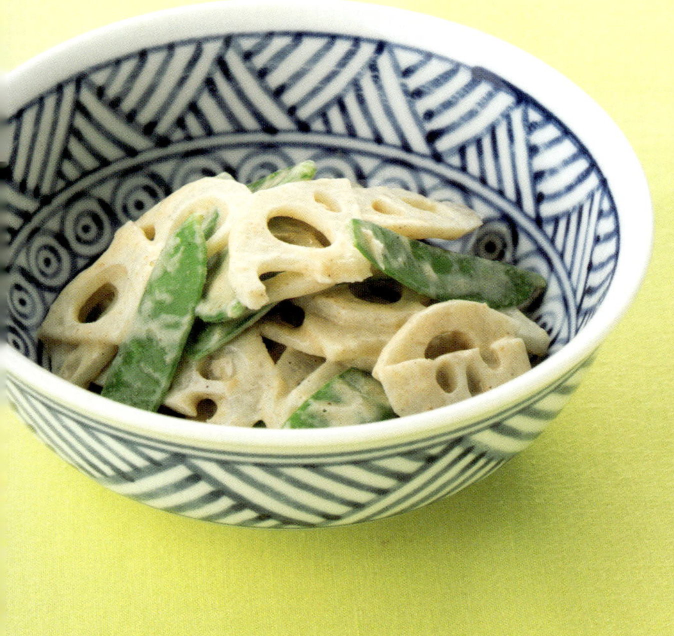

1人分 エネルギー 87kcal たんぱく質 3.2g 食塩相当量 1.5g

うま味、ボリュームがある副菜

セロリとレタスのオイスターソースいため

材料（1人分）

セロリ・レタス…各50g
赤パプリカ・ハム
……………………各10g
にんにく（みじん切り）
……………………小さじ½
オリーブ油……小さじ1

a オイスターソース
……………小さじ1⅓
しょうゆ……小さじ⅓
こしょう…………少量

作り方

1 セロリは筋を除いて斜めに1cm幅に切る。レタスは食べやすくちぎる。

2 パプリカ、ハムは5mm幅の細切りにする。

3 フライパンにオリーブ油、にんにくを入れて中火で熱し、香りが立ったら **1**、**2** を加えてさっといためる。**a** を加え、手早くいため合わせる。

MEMO

レタスはしゃきしゃきの食感を残したいので、いためすぎないようにしましょう。調味料を加えて混ぜ合わせたらすぐに火を消します。

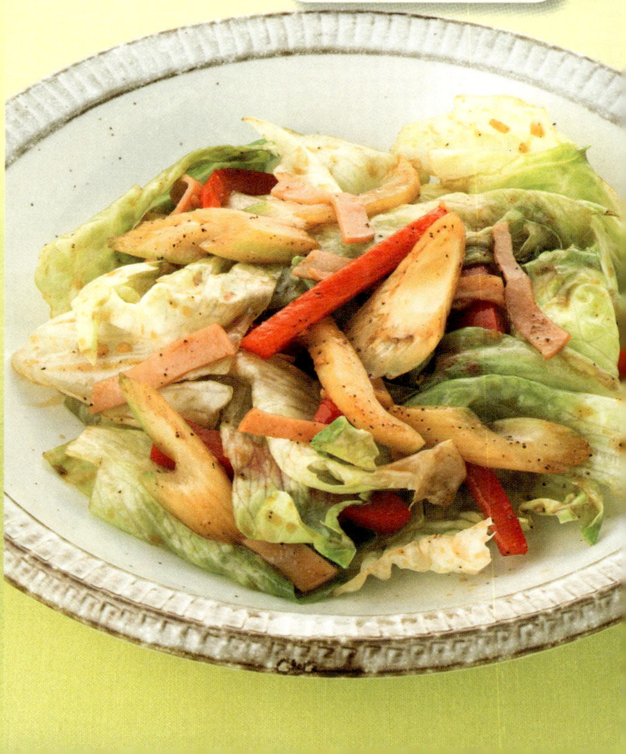

1人分	エネルギー	たんぱく質	食塩相当量
	453kcal	18.5g	3.8g

鶏肉を減らした分、野菜やきのこでボリュームアップ

鶏肉ときのこのつけうどん

材料（1人分）

- 鶏もも肉……50g
- サラダ油……小さじ¼
- 生しいたけ……45g
- ねぎ……50g
- a めんつゆ（3倍濃縮タイプ）……30g
  - 水……4/5カップ
  - 酒……大さじ2
- ゆでうどん……1袋（240g）
- 刻みのり……各少量

作り方

1. フライパンに油を熱し、鶏肉を焼く。焼き色がついたら裏返し、中まで火を通す。とり出して1cm幅に切る。
2. しいたけは石づきを除き、3mm幅に切る。ねぎは縦半分に切り、さらに薄い斜め切りにする。
3. なべに**a**としいたけを入れて火にかける。ひと煮立ちしたら鶏肉、ねぎを加えて2分ほど煮る（つけ汁）。
4. うどんは袋の表示に従って温め、湯をきって器に盛り、のりを散らす。別の器につけ汁を盛る。

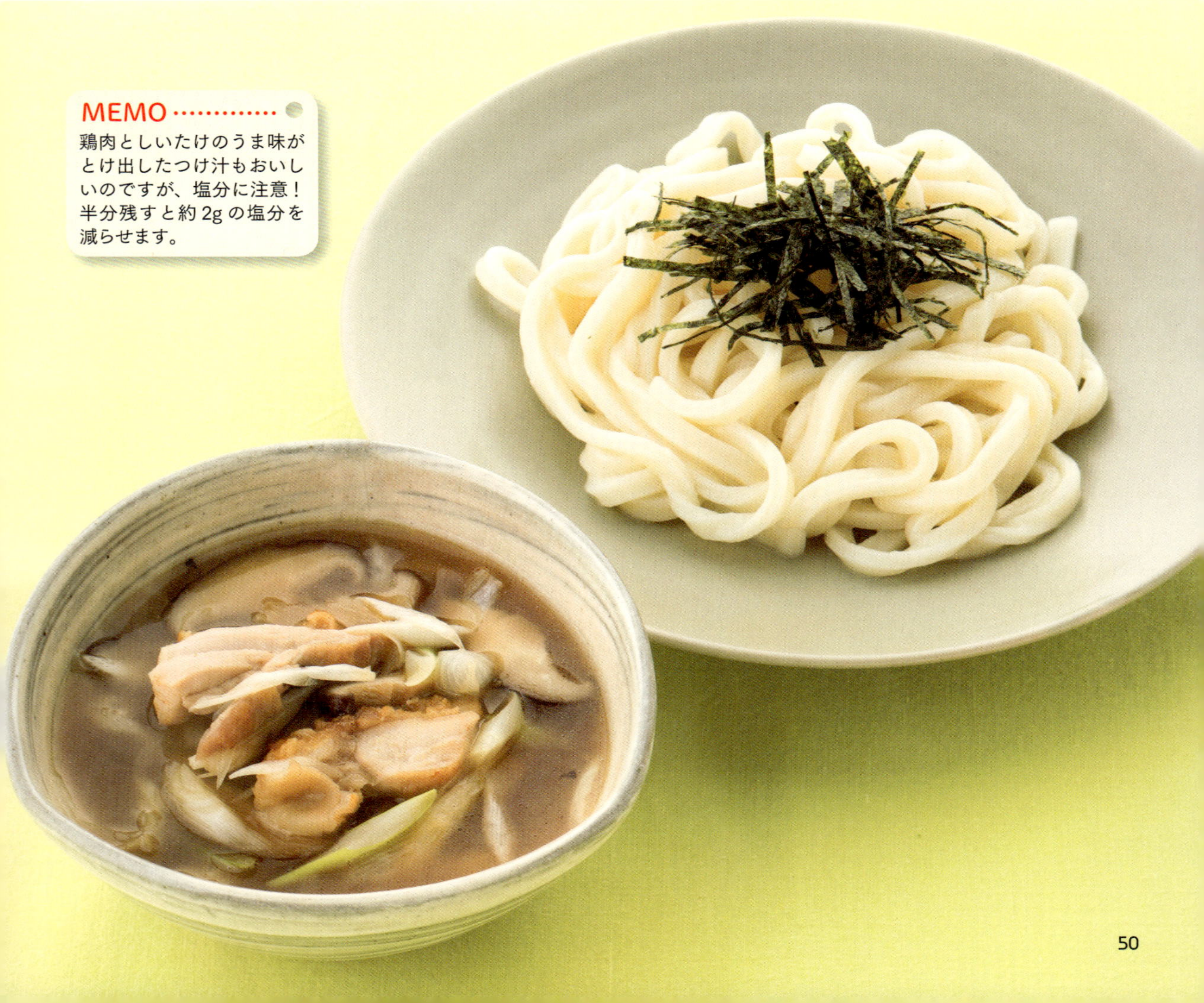

MEMO

鶏肉としいたけのうま味がとけ出したつけ汁もおいしいのですが、塩分に注意！半分残すと約2gの塩分を減らせます。

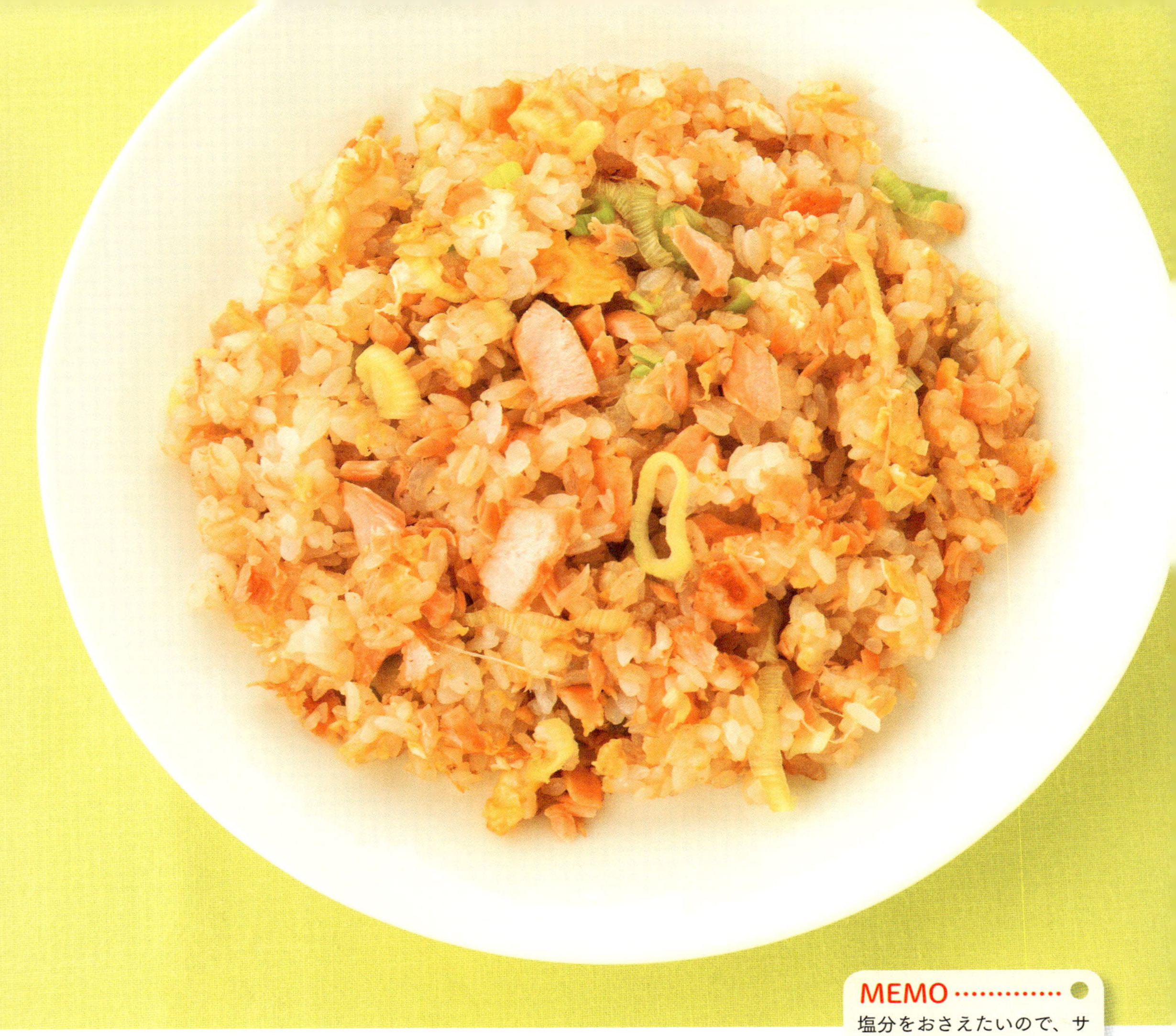

MEMO

塩分をおさえたいので、サケは生ザケを使いましょう。中華なべを使うと熱がまわってごはんがパラッと仕上がります。

1人分　エネルギー 421kcal　たんぱく質 15.2g　食塩相当量 0.9g

生ザケ 30g で低たんぱく質＆低塩に

サケと卵のチャーハン

材料（1 人分）

生ザケ	30g
酒	少量
ねぎ	20g
しょうゆ	小さじ１弱（5g）
サラダ油	小さじ２
卵（ときほぐす）	30g
ごはん（胚芽精米）	150g
こしょう	少量

作り方

1 サケは酒をふり、魚焼きグリルで両面を焼き、中まで火を通す。皮と骨を除き、あらくほぐす。
2 ねぎは小口切りにし、しょうゆと合わせる。
3 フライパンに油を熱し、卵を入れて薄く広げる。半熟になったらごはんを加えて混ぜ合わせ、フライ返しでごはんをおさえながらいためる。ごはんがパラパラになったら **1** のサケを加えていため合わせる。
4 **2** を加え、上下を返して切るように混ぜ、こしょうをふる。

香りを味方につけた低塩スープ

竹の子とわかめのスープ

1人分	エネルギー	たんぱく質	食塩相当量
	26kcal	1.6g	1.1g

材料（1人分）

ゆで竹の子・しめじ類……… 各20g
わかめ（もどす）………………… 5g
水………………………… ¾ カップ
顆粒ブイヨン…小さじ ½ 強（2.5g）
こしょう………………………… 少量
ごま油…………………… 小さじ ¼
小ねぎ（小口切り）……………… 3g

作り方

1 竹の子は3㎜幅の薄切りにする。しめじは石づきを除き、ほぐす。わかめは一口大に切る。
2 なべに水とブイヨンを入れて火にかけ、ブイヨンがとけたら **1** を加える。ひと煮立ちしたらこしょうとごま油を加える。
3 器に盛り、小ねぎを散らす。

MEMO

竹の子、わかめ、しめじと食物繊維の多い食材を組み合わせたスープです。ごま油と小ねぎの香りを生かして味つけはブイヨンだけ。

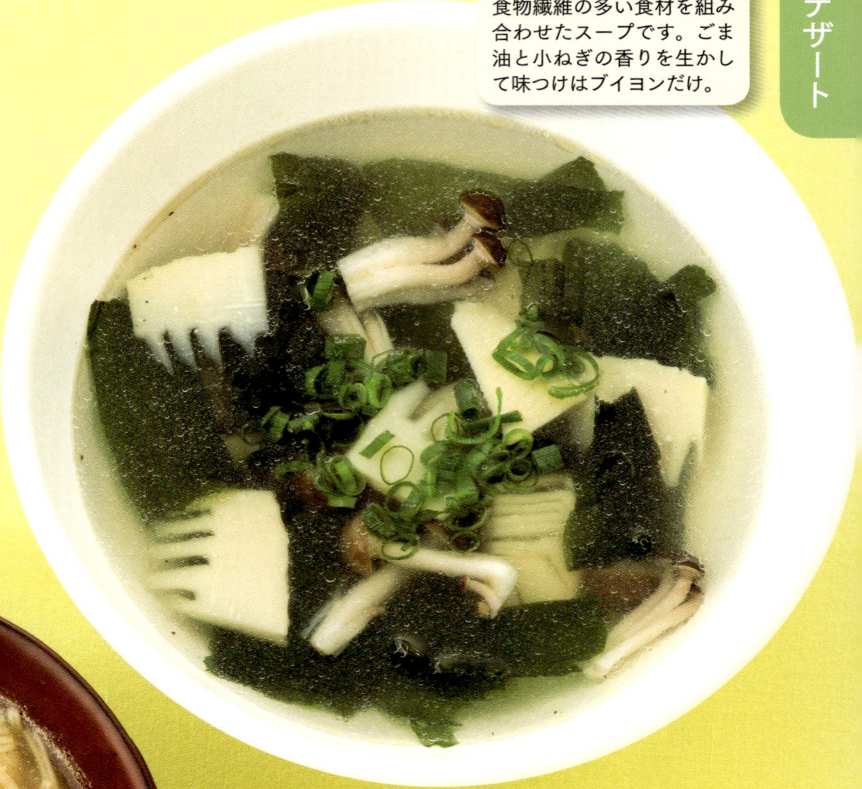

具だくさんにすると汁の量が減って減塩に

根菜ときのこのみそ汁

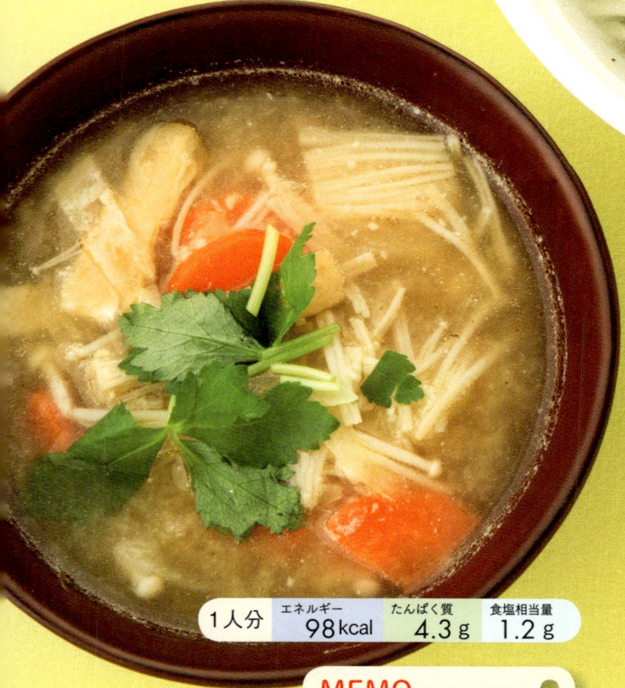

1人分	エネルギー	たんぱく質	食塩相当量
	98kcal	4.3g	1.2g

MEMO

野菜やきのこ類などをたっぷり使って具だくさんにすると、1杯分の汁の量が少なくなるので、結果的に減塩につながります。

材料（1人分）

じゃが芋………………… 30g
にんじん………………… 10g
玉ねぎ・えのきたけ
………………………… 各20g
油揚げ…………………… 5g
サラダ油………… 小さじ ½
カツオだし……… ¾ カップ
みそ……………… 小さじ 1⅓
三つ葉（1㎝長さに切る）
………………………………… 3g

作り方

1 じゃが芋とにんじんは5㎜幅のいちょう切りにする。玉ねぎは薄切りにする。
2 えのきたけは石づきを除き、ほぐして3㎝長さに切る。
3 油揚げは湯通しし、1㎝幅の短冊切りにする。
4 なべに油を熱し、**1**～**3** を入れていためる。だしを加え、野菜がやわらかくなるまで煮る。
5 みそをとき入れて味をととのえ、器に盛って三つ葉を散らす。

1人分　エネルギー 82kcal　たんぱく質 0.6g　食塩相当量 0g

冷凍果物で簡単スイーツ

マンゴープリン

材料（1人分）

マンゴー（冷凍）……60g
水……¼カップ
粉かんてん……小さじ½
a 砂糖……小さじ2⅔
　レモン果汁……小さじ½強（3g）
　コンデンスミルク……小さじ½

作り方

1 マンゴーはミキサーで撹拌《かくはん》し、ペースト状にする。
2 なべに水、粉かんてんを入れて火にかけ、木べらで混ぜながら1～2分煮てかんてんをとかす。
3 a を加えて混ぜ合わせ、さらに 1 を加えて混ぜながら1～2分煮る。
4 あら熱がとれたら器に入れ、冷蔵庫で冷やしかためる。

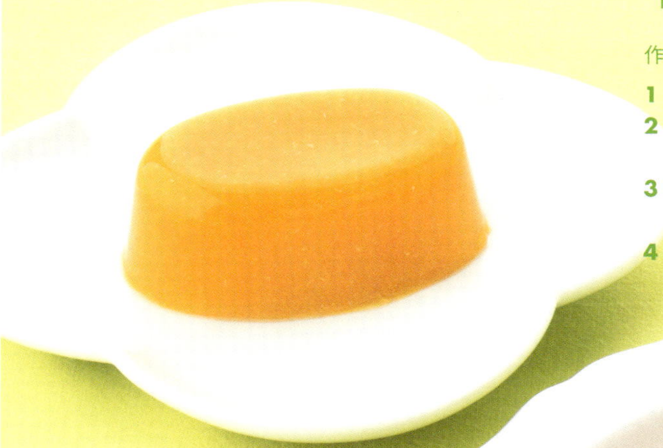

MEMO

かんてんの食感がのど越しよく、春から夏に向けてのデザートにぴったり。マンゴーだけでなくブルーベリーやパイナップルなどでも試して。

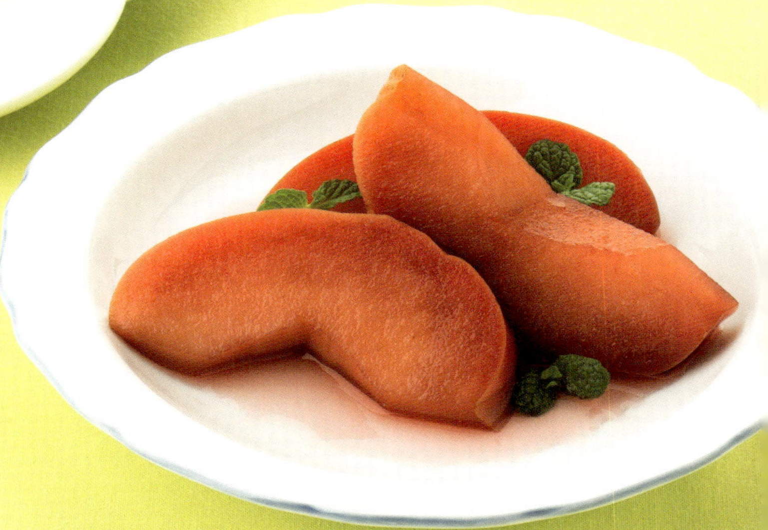

MEMO

「1日1個のりんごは医者いらず」といわれるように栄養が豊富なりんご。冷蔵庫で冷やしておいしい煮汁をなじませましょう。

1人分　エネルギー 108kcal　たんぱく質 0.3g　食塩相当量 0g

たんぱく質、塩分を気にせず食べられる

りんごの赤ワイン煮

材料（1人分）

りんご……皮つき75g
a 赤ワイン……大さじ3弱（40g）
　レモン果汁……大さじ½強（8g）
　砂糖……大さじ1弱（8g）
　水……½カップ弱（90g）
ミントの葉……適量

作り方

1 りんごはくし形に切り、芯《しん》を除く。
2 なべに a を入れて煮立て、ワインのアルコール分をとばす。りんごを入れて弱火で5分ほど煮る。
3 あら熱をとり、なべごと冷蔵庫で1時間ほど冷やす。皿に盛り、ミントの葉を飾る。

肝硬変非代償期（重症の人）

食事のポイント

症状や合併症に合わせて食事療法を行なう

腹水や浮腫《ふしゅ》、肝性脳症が出やすくなるため、この時期は特に食事療法がたいせつです。空腹時間が長くなると体は飢餓状態となり、体内の脂肪やたんぱく質を分解してエネルギーにするため、栄養状態が低下します。そのため、食事は1日3食、時間を決めて規則的にとるようにします。また症状や合併症に合わせた食事療法が必要になります。肝性脳症が重いときはたんぱく質、特に動物性たんぱく質の制限がきびしくなります。腹水や浮腫がある場合は塩分は1日3～6gに。

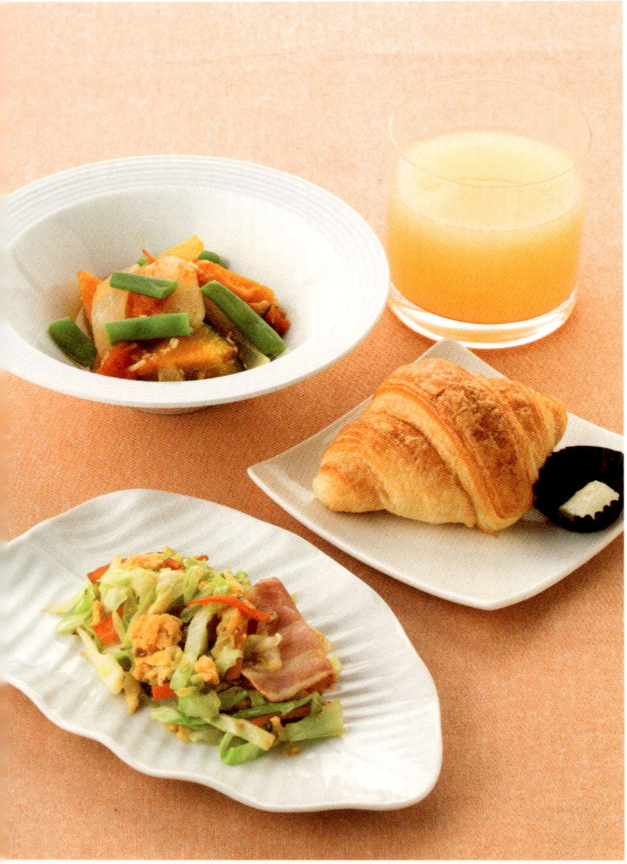

朝 主菜のキャベツに含まれるビタミンCや副菜のかぼちゃ、にんじんに含まれるβ-カロテンが肝臓の働きをサポート。卵やベーコンが少量でも、野菜を加えてもの足りなさを感じません。

- ●キャベツ入りスクランブルエッグ（64ページ）
- ●野菜のラタトゥイユ（67ページ）
- ●クロワッサン 1個 30g
- ●バター 3g
- ●りんごジュース ¾カップ

エネルギー	たんぱく質	食塩相当量
398 kcal	9.0 g	1.9 g

POINT

1. 適正なエネルギーを摂取する（12ページ参照）
2. 1日3食、規則正しくとる
3. たんぱく質は適正体重（kg）× 0.5g に
   ＊制限がないときは適正体重（kg）× 1.0 ～ 1.3g。適正体重については12ページ参照
4. 食物繊維をとって便秘を防ぐ
5. 腹水や浮腫がある場合は塩分を1日3～6gに

1日のトータル	エネルギー	たんぱく質	食塩相当量
	1641 kcal	33.8 g	5.7 g

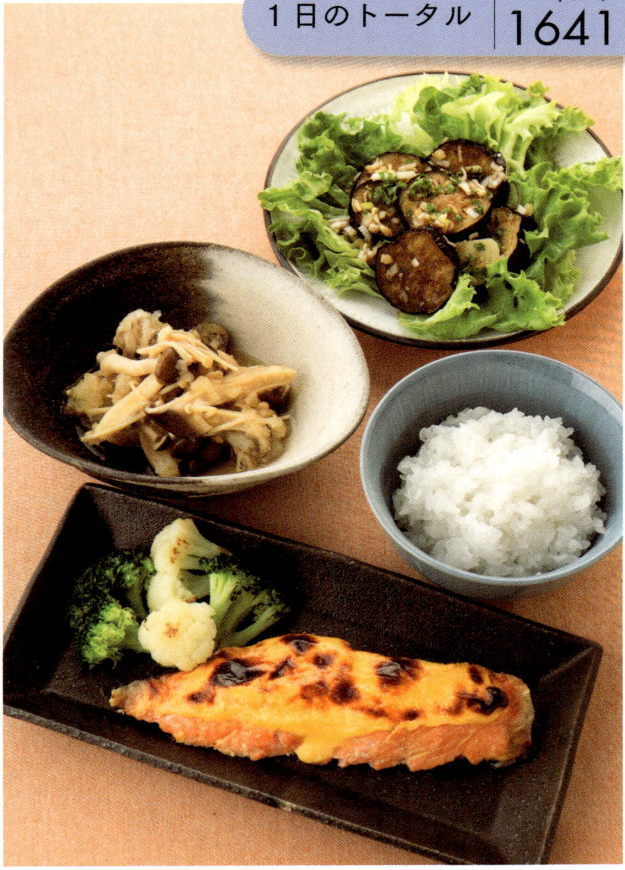

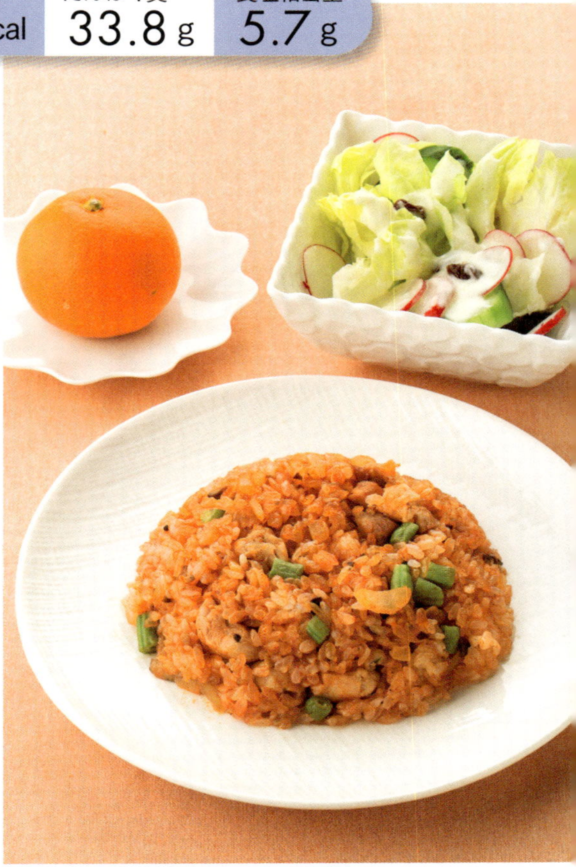

夕

主食は低たんぱく質ごはんにし、こはん分のたんぱく質をおかずにまわします。主菜は焦がしたみそによる香ばしさ、マヨネーズのこくを利用し、低塩でもうま味が充分です。

- サケの黄金焼き 温野菜添え（56ページ）
- きのこのおろし煮（66ページ）
- なすのマリネ（68ページ）
- 低たんぱく質ごはん（たんぱく質 1/25）180g

エネルギー	たんぱく質	食塩相当量
655 kcal	16.7 g	1.6 g

昼

低たんぱく質ごはんを利用すれば、鶏肉が30gほど使え、チキンライスがしっかり食べられます。サラダ、みかんを添えてビタミン類とみずみずしさを補います。

- チキンライス（70ページ）
- きゅうりとレタスのサラダ
  ヨーグルト風味ドレッシング（69ページ）
- みかん 60g

エネルギー	たんぱく質	食塩相当量
588 kcal	8.1 g	2.2 g

1人分	エネルギー	たんぱく質	食塩相当量
	189kcal	12.3g	1.3g

ゆずこしょうの辛味がアクセント

豚肉とキャベツのゆずこしょういため

材料（1人分）

- 豚もも薄切り肉……50g
- 塩……ミニスプーン½弱（0.5g）
- こしょう……少量
- キャベツ……60g
- 生しいたけ・スナップえんどう……各20g
- サラダ油……小さじ1½
- a みりん……小さじ1
- a ゆずこしょう……3g

作り方

1. 豚肉は一口大に切り、塩とこしょうをふる。
2. キャベツは一口大に切る。しいたけは軸を除き、1枚を4つに切る。
3. スナップえんどうは筋を除き、やわらくなるまでゆでて湯をきる。
4. フライパンに油を熱し、**1** の豚肉をいため、火が通ったら **2** を加えていため合わせる。
5. **a** を混ぜ合わせて加え、**3** も加えていため合わせる。

MEMO

豚肉のうま味にゆずこしょうのぴりっとした辛味と風味が加わった一品。キャベツをたっぷり使うので、豚肉の量が少なくても食べごたえのある主菜に。

1人分	エネルギー	たんぱく質	食塩相当量
	229kcal	12.8g	0.4g

風味のよいマヨネーズみそが低塩のコツ

サケの黄金焼き 温野菜添え

材料（1人分）

- 生ザケ……½切れ（50g）
- マヨネーズ……大さじ1弱（10g）
- 白みそ……小さじ⅓
- 卵黄……3g
- カリフラワー・ブロッコリー……各30g
- バター……小さじ¾（3g）
- 塩・こしょう……各少量

作り方

1. マヨネーズ、白みそ、卵黄を混ぜ合わせる（マヨネーズみそ）。
2. サケは皮目を下にして魚焼きグリルで焼き、七分どおり火を通す（片面焼きグリルの場合、3～4分焼いたら裏返して裏面も同様に焼く）。身のほうにマヨネーズみそを2～3回に分けて塗りながらさらに弱火で焼き、中まで火を通す。
3. カリフラワーとブロッコリーは小房に分け、やわらかくなるまでゆで、湯をきる。フライパンにバターをとかしてさっといため、塩、こしょうをふる。
4. 器に **2** を盛り、**3** を添える。

MEMO

「マヨネーズみそ」は西京みそなど甘味のある白みそで作ります。焦げすぎないように弱火でじっくりと焼くのがポイントです。

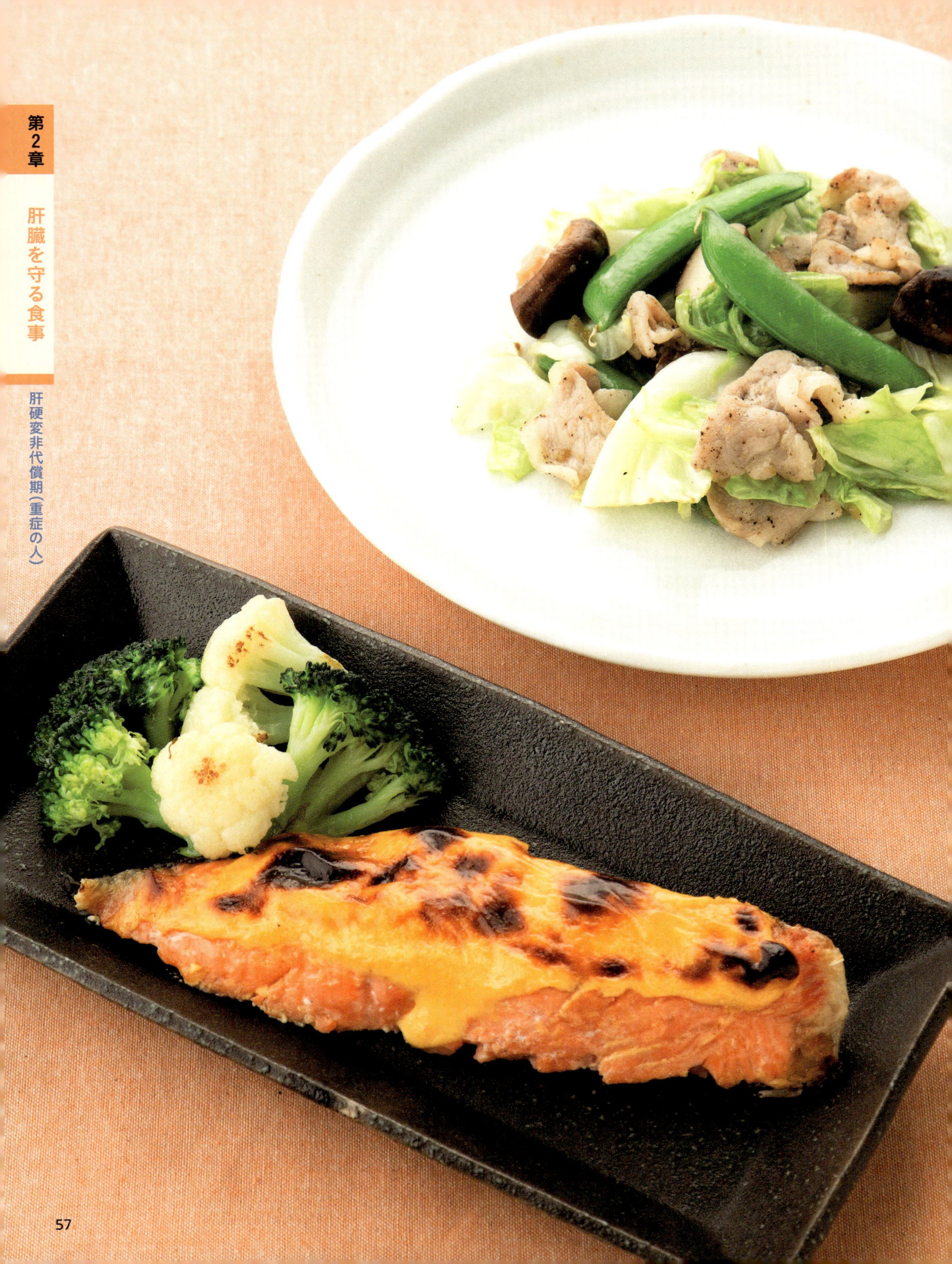

1人分	エネルギー	たんぱく質	食塩相当量
	194kcal	13.3g	0.7g

魚よりたんぱく質量が少なめのホタテ貝柱で

ホタテのホワイトソース焼き

材料（1人分）

ホタテ貝柱（刺し身用）……2個（60g）
- バター……大さじ½強（7g）
- 小麦粉……小さじ2
- 牛乳……大さじ4
- 白ワイン……大さじ½弱（7g）
- 塩……ミニスプーン¼
- こしょう……少量

さやえんどう……20g
バター……小さじ½（2g）
こしょう……少量

作り方

1 ホタテはさっと水洗いし、水けをきる。
2 なべにバターをとかし、小麦粉を加えて弱火でいためる。粉っぽさがなくなったら牛乳を加え、中火で混ぜながら煮る。ひと煮立ちしたら弱火にして5分ほど煮る。なめらかになったら白ワインを加え、塩、こしょうをふる（ホワイトソース）。
3 さやえんどうは色よくゆで、水にとって水けをきる。フライパンにバターをとかしてさっといため、こしょうをふる。
4 耐熱容器にホワイトソース⅓量を敷き、**1** のホタテと **3** のさやえんどうをのせ、残りのソースをかける。
5 180℃に熱したオーブンで10分ほど焼く。

MEMO
ホワイトソース（ベシャメルソース）はフランス料理の基本的なソースの1つ。様子を見ながら焦げすぎないように焼きましょう。

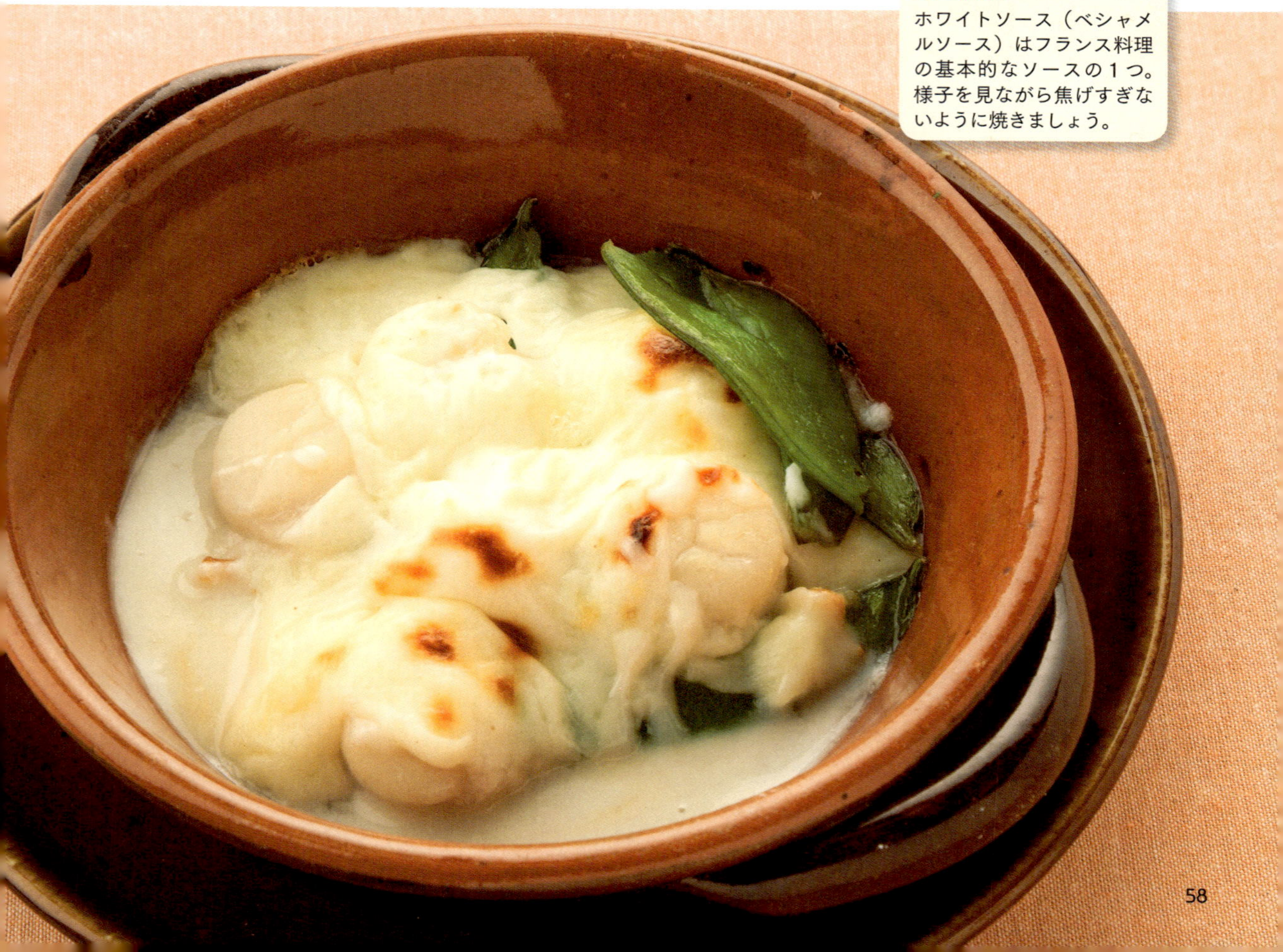

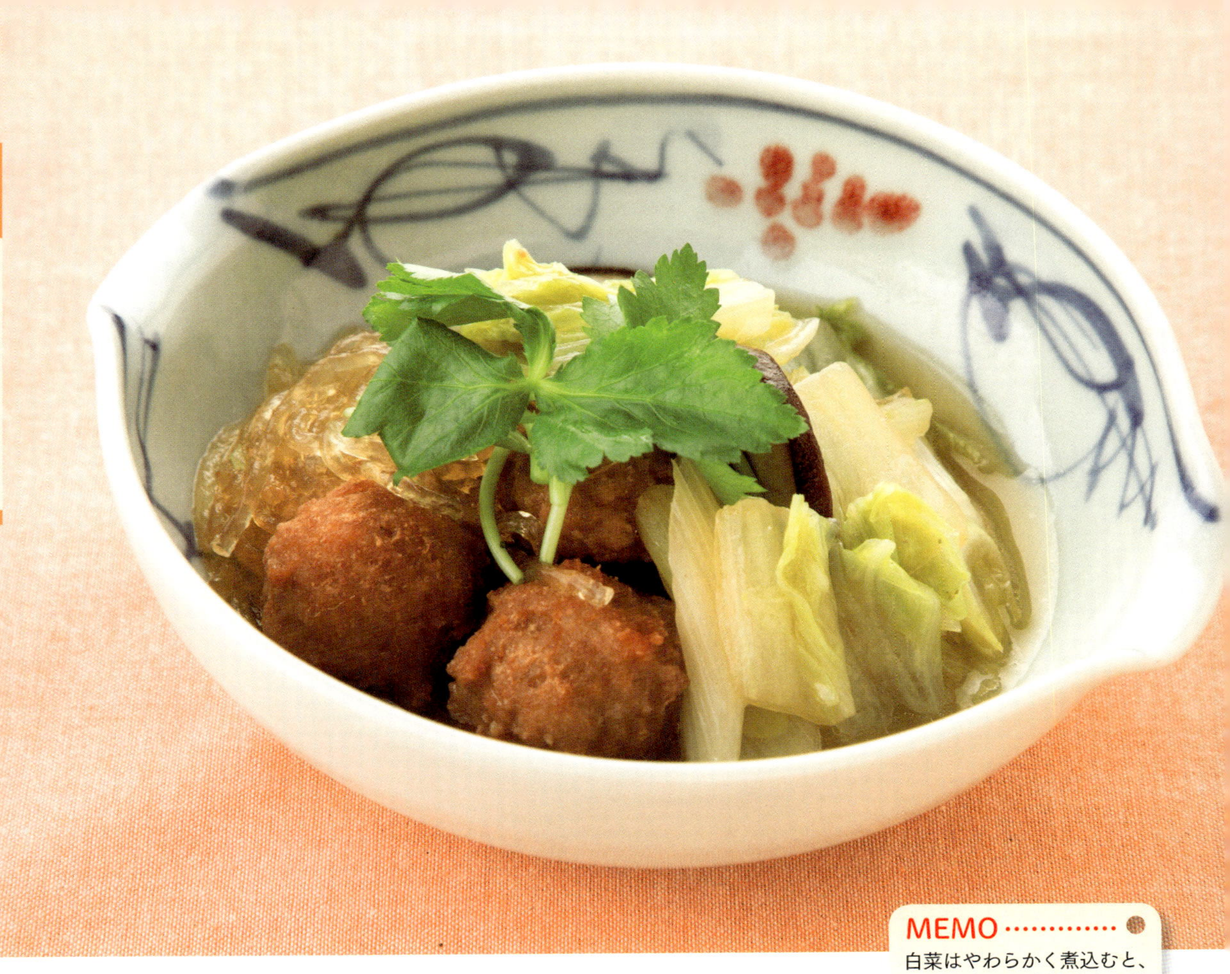

MEMO
白菜はやわらかく煮込むと、うま味成分が煮汁にとけ出しておいしさが増します。食物繊維もたくさんとれる料理になりました。

1人分	エネルギー	たんぱく質	食塩相当量
	234kcal	11.9g	1.3g

香ばしく揚げてひき肉の少なさをカバー

肉団子と白菜の煮物

材料（1人分）

豚ひき肉……50g
a とき卵……10g
　酒……小さじ½強（3g）
　かたくり粉
　……大さじ½強（5g）
　塩‥ミニスプーン¼（0.3g）
揚げ油
白菜……60g
ねぎ……30g
生しいたけ……10g
しょうが（薄切り）……5g
はるさめ……乾5g
b 酒……小さじ1強（6g）
　しょうゆ・砂糖
　……各小さじ1
　こしょう……少量
ごま油……小さじ½
三つ葉……3g

作り方

1 ボールにひき肉と **a** を入れてよく混ぜ合わせる。粘りが出てきたら3等分にし、丸める（肉団子）。揚げ油を熱して色よく揚げ、油をきる。
2 白菜は縦に半分に切り、さらに3㎝幅に切る。ねぎは斜めに1㎝長さに切る。しいたけは軸を除き、1㎝幅に切る。
3 はるさめは水でもどし、5㎝長さに切る。三つ葉は2㎝長さに切る。
4 別のなべに **1**、白菜、しいたけ、しょうが、ひたひたの水を入れて火にかける。ひと煮立ちしたらアクを除き、**b** を加えて白菜がやわらかくなるまで煮る。ねぎを加え、汁けが少なくなったらはるさめとごま油を加え、ひと煮立ちしたら火を消す。
5 器に盛り、三つ葉を置く。

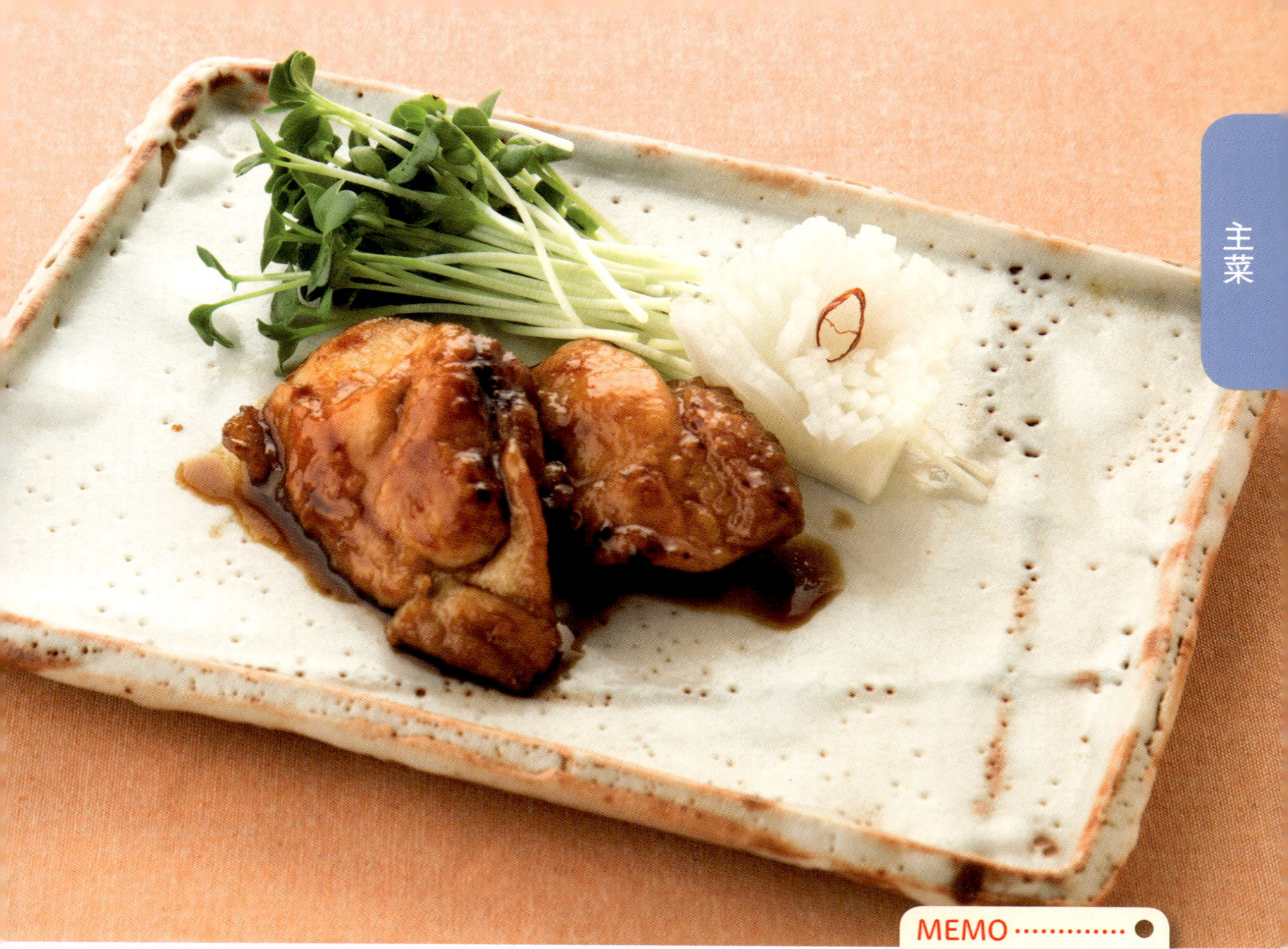

MEMO

鶏肉に小麦粉をまぶして焼くと、こくが出て食べごたえが増します。肉がしっとりと仕上がり、たれがからみやすくもなります。

1人分	エネルギー	たんぱく質	食塩相当量
	214kcal	10.9g	1.3g

甘辛いたれが食事の満足度を上げる

鶏肉のくわ焼き　菊花大根添え

材料（1人分）

鶏もも肉……60g
小麦粉……適量
サラダ油……小さじ1¼
a 酒……小さじ1
みりん……小さじ1弱（5g）
砂糖……小さじ⅔
しょうゆ……小さじ1⅓
大根……2.5cm角（20g）
b 酢……小さじ1
砂糖……小さじ⅔
塩……少量
貝割れ菜……10g
赤とうがらし（小口切り）……乾少量

作り方

1 大根は下を3～4mm残して格子状に細かく切り目を入れる。軽く洗って水けを絞り、混ぜ合わせた**b**に20分ほどつける（菊花大根）。
2 鶏肉は2つにそぎ切りにする。小麦粉をまぶし、余分な粉はたたき落とす。
3 フライパンに油を熱し、鶏肉を皮目を下にして入れ、強火でカリッと焼く。焼き色がついたら裏返し、ふたをして中火で5～6分蒸し焼きにする。鶏肉をとり出す。
4 フライパンのよごれをキッチンペーパーでふきとり、**a**を入れて火にかける。ひと煮立ちしたら鶏肉を戻し入れ、たれをからめて照りをつける。
5 器に**4**を盛り、汁けを絞った菊花大根と貝割れ菜を盛り合わせる。赤とうがらしを菊花大根の上におく。

1人分	エネルギー	たんぱく質	食塩相当量
	212kcal	8.7g	1.3g

薄い衣をつけてたんぱく質をセーブ

カキのフリッター 野菜添え

材料（1人分）

カキ……60g
小麦粉……小さじ1⅔
a 小麦粉・水……各大さじ1⅓
塩・こしょう……各少量
卵白……15g
揚げ油
キャベツ（せん切り）……20g
ブロッコリー（ゆでる）……2房（30g）
レモン（くし形切り）……1切れ
中濃ソース……小さじ1強（8g）

作り方

1 カキは塩水で洗い、水けをふきとって小麦粉をまぶす。
2 小麦粉と水を練り合わせ、塩、こしょうを加え混ぜる。卵白を角が立つまで泡立てて加え、手早く混ぜる（衣）。
3 1のカキに衣をつけ、170℃の油でカラリと揚げる。
4 キャベツ、ブロッコリー、レモンとともに器に盛り合わせ、ソースを添える。

MEMO

栄養を多く含み、“海のミルク”と呼ばれるカキ。特に亜鉛が豊富。水分が多いため、たんぱく質をとりすぎる心配が少ない食材です。

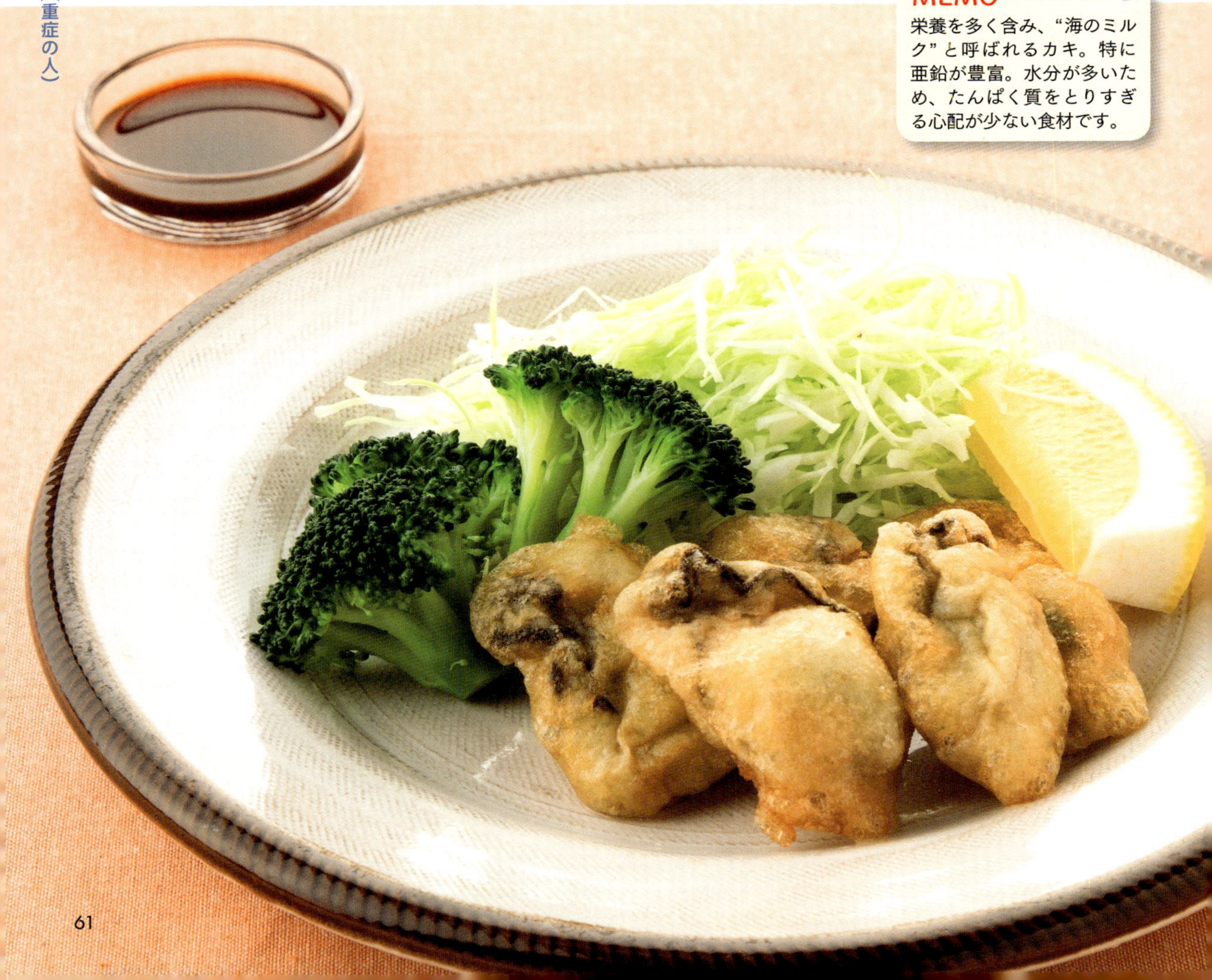

1人分	エネルギー	たんぱく質	食塩相当量
	180kcal	13.1g	1.0g

コレステロールを下げる不飽和脂肪酸がとれる

アジのソテーのマリネ

材料（1人分）

アジ……1尾（60g）
塩……ミニスプーン¼（0.3g）
こしょう……少量
小麦粉……小さじ1⅔
オリーブ油……小さじ¾
玉ねぎ・きゅうり・セロリ……各20g
a 酢……大さじ1
白ワイン……大さじ½弱（7g）
塩……ミニスプーン½弱（0.5g）
こしょう……少量
オリーブ油……小さじ¾
ミニトマト……3個（30g）

作り方

1 玉ねぎは薄切りにする。きゅうりは皮をしま目にむき、5㎜幅の小口切りにする。セロリは斜め薄切りにする。
2 バットに **a** を混ぜ合わせ、**1** をつける。
3 アジは三枚におろし、皮目に1㎝幅の切り目を入れて半分に切る。塩とこしょうをふり、小麦粉をまぶす。
4 フライパンにオリーブ油を熱し、アジを入れて両面をこんがりと焼いて火を通す。熱いうちに **2** に加え、味がなじむまでおく。
5 器に盛り、ミニトマトを添える。

MEMO

マリネは作りおきができるので、多めに作っておくと便利です。イワシやサバなどもおすすめです。

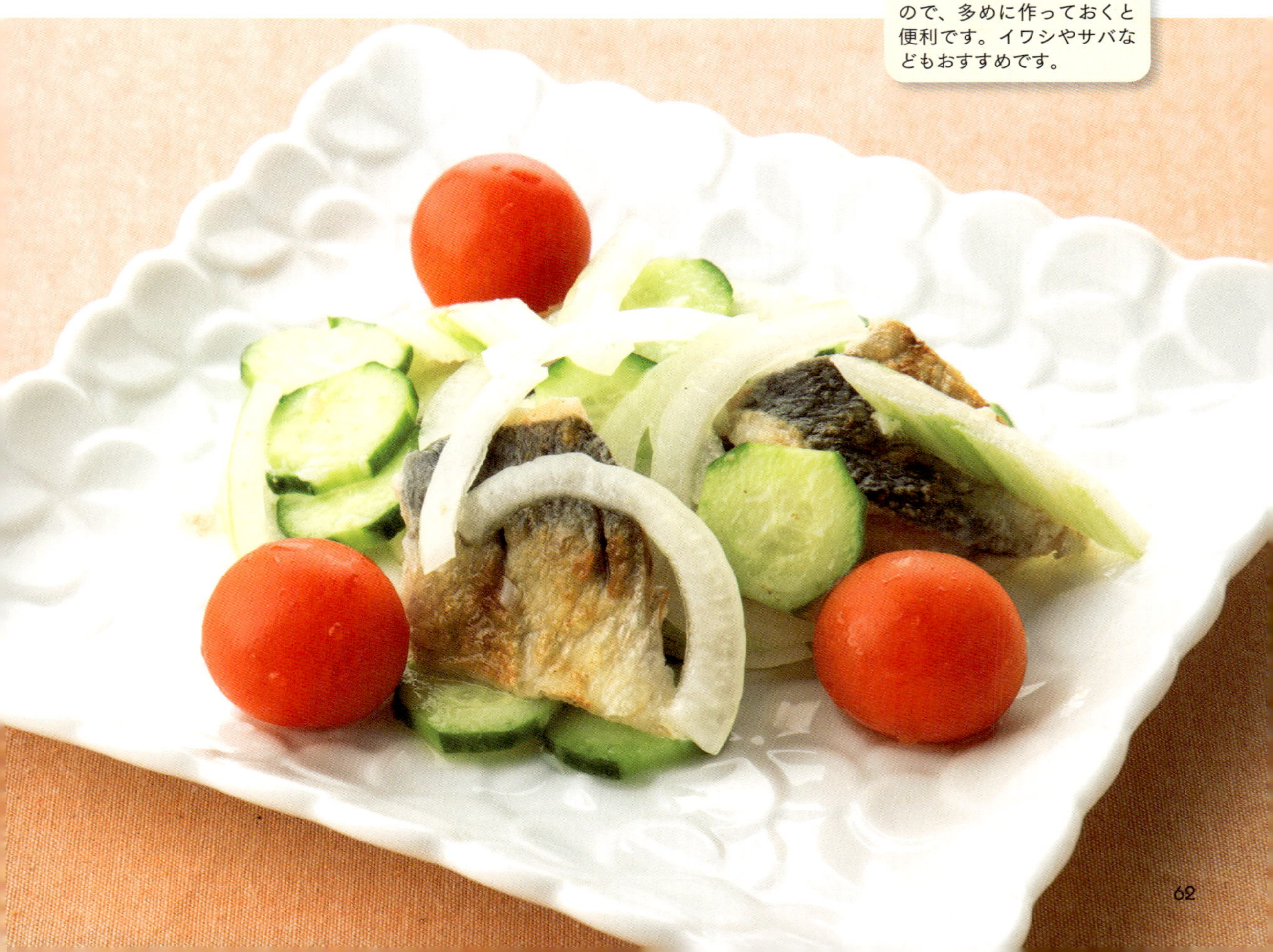

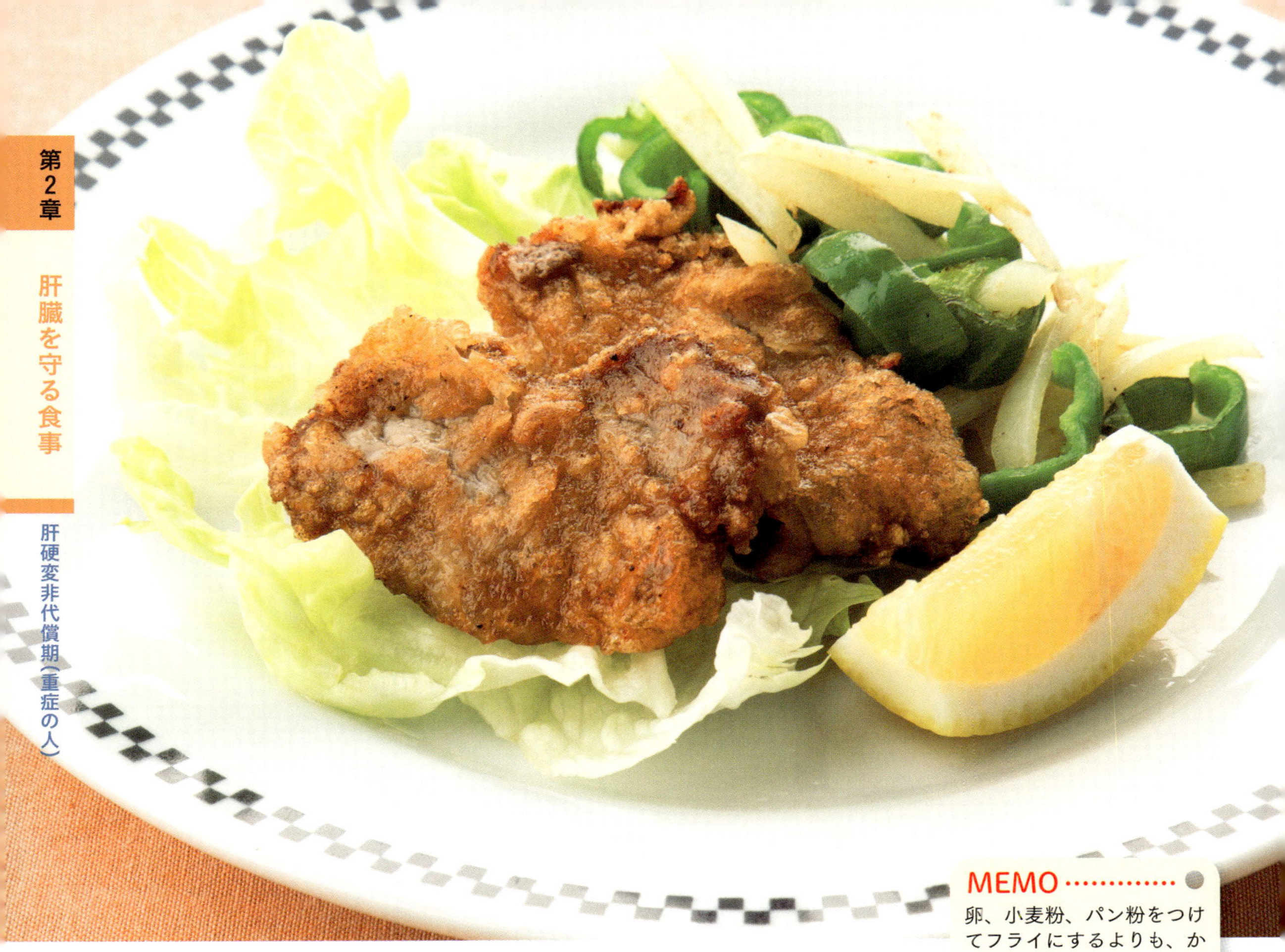

MEMO
卵、小麦粉、パン粉をつけてフライにするよりも、かたくり粉をつけてから揚げにするほうが衣のたんぱく質量をおさえられます。

1人分	エネルギー	たんぱく質	食塩相当量
	288kcal	12.9g	0.8g

から揚げにするのがたんぱく質量を上げないコツ

牛肉のから揚げ

材料(1人分)

- 牛もも肉(焼き肉用)……60g
- a しょうゆ……小さじ½
- 酒……小さじ½強(3g)
- しょうが汁……小さじ1
- かたくり粉……小さじ1⅔
- 揚げ油
- じゃが芋……30g
- ピーマン……20g
- オリーブ油……小さじ1
- b 酒……小さじ½強(3g)
- 塩……ミニスプーン¼(0.3g)
- こしょう……少量
- レタス……15g
- レモン(くし形切り)……1切れ

作り方

1 牛肉は軽くたたき、**a** に20〜30分つける。かたくり粉をまぶし、170℃の油でカラリと揚げる。
2 じゃが芋は太めのせん切りにし、水にさらして5分ほどおき、水けをきる。ピーマンは種を除き、横に5㎜幅に切る。
3 なべにオリーブ油を熱し、じゃが芋をいためる。透き通ってきたらピーマンを加えていため合わせる。**b** を加えて混ぜ合わせる。
4 皿にレタスを敷き、**1** と **3** を盛り合わせ、レモンを添える。

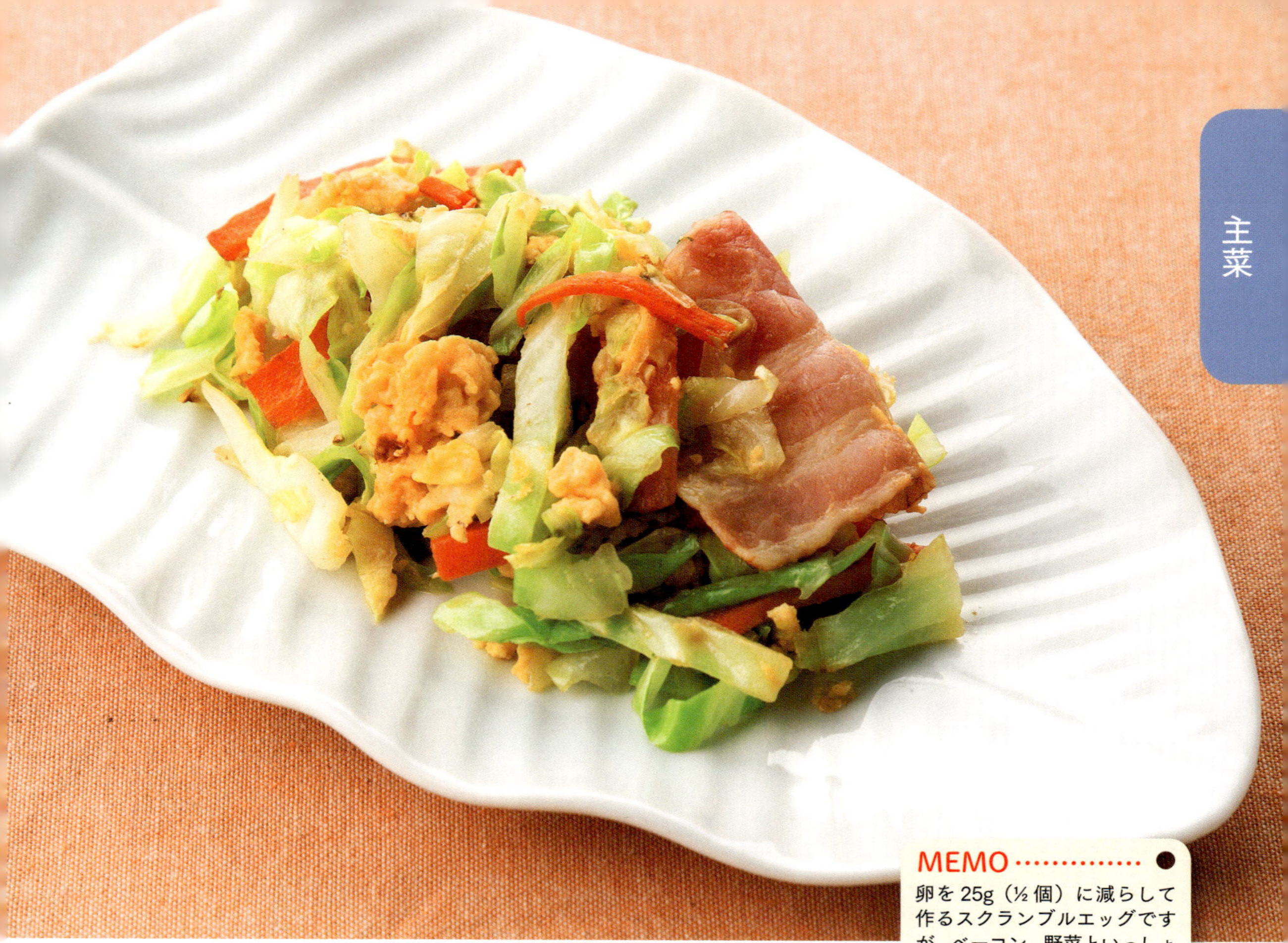

MEMO

卵を25g（½個）に減らして作るスクランブルエッグですが、ベーコン、野菜といっしょにいため合わせてボリュームのあるおかずに。

1人分	エネルギー	たんぱく質	食塩相当量
	89kcal	4.6g	0.5g

たんぱく質制限がきびしくなった人向け

キャベツ入りスクランブルエッグ

材料（1人分）

- 卵（ときほぐす）……25g
- キャベツ……50g
- にんじん・ベーコン……各5g
- サラダ油……小さじ¾
- 塩……ミニスプーン¼（0.3g）
- こしょう……少量

作り方

1 キャベツは細切りに、にんじんは5㎜幅のせん切りにする。ベーコンは半分に切る。

2 フライパンに油を熱し、ベーコンとにんじんを入れていためる。にんじんがしんなりとなったらキャベツを加え、塩とこしょうをふる。

3 キャベツがしんなりとなったら野菜をフライパンの端に寄せ、真ん中に卵を入れていり卵を作る。半熟になったら野菜とさっと混ぜ合わせる。

1人分	エネルギー	たんぱく質	食塩相当量
	265kcal	12.9g	1.2g

風味がよくて香ばしい

豆腐のピカタ

材料（1人分）

もめん豆腐	100g
小麦粉	小さじ1⅔
搾菜《ざーつぁい》	5g
卵（ときほぐす）	30g
小ねぎ（小口切り）	20g
いり白ごま	小さじ2½
サラダ油	大さじ½
さやいんげん	30g
オリーブ油	小さじ¾
にんにく（薄切り）	½かけ
赤とうがらし	少量
塩	ミニスプーン¼（0.3g）

作り方

1 豆腐はキッチンペーパーで包み、皿などをのせて水けをきる。5×3㎝角、1㎝厚さに切る。
2 搾菜は水で洗って水けをふきとり、みじん切りにする。
3 ボールに搾菜、卵、小ねぎ、ごまを入れて混ぜ合わせる。
4 豆腐の水けをふきとり、小麦粉をまぶして **3** をつける。
5 フライパンにサラダ油を熱し、**4** を入れて弱火で焼く。焼き色がついたら裏返して色よく焼く（豆腐のピカタ）。
6 さやいんげんは3㎝長さに切り、さっとゆでて湯をきる。赤とうがらしは種を除いて2㎝長さに切る。フライパンにオリーブ油を熱し、にんにくと赤とうがらしを入れ、さやいんげんを加えていため、塩で味をととのえる（さやいんげんのソテー）。
7 器に豆腐のピカタを盛り、さやいんげんのソテーを添える。

MEMO

低エネルギーで淡泊な味わいの豆腐も、搾菜、小ねぎ、ごま入りの卵液につけてピカタにすることで、風味よく仕上がります。

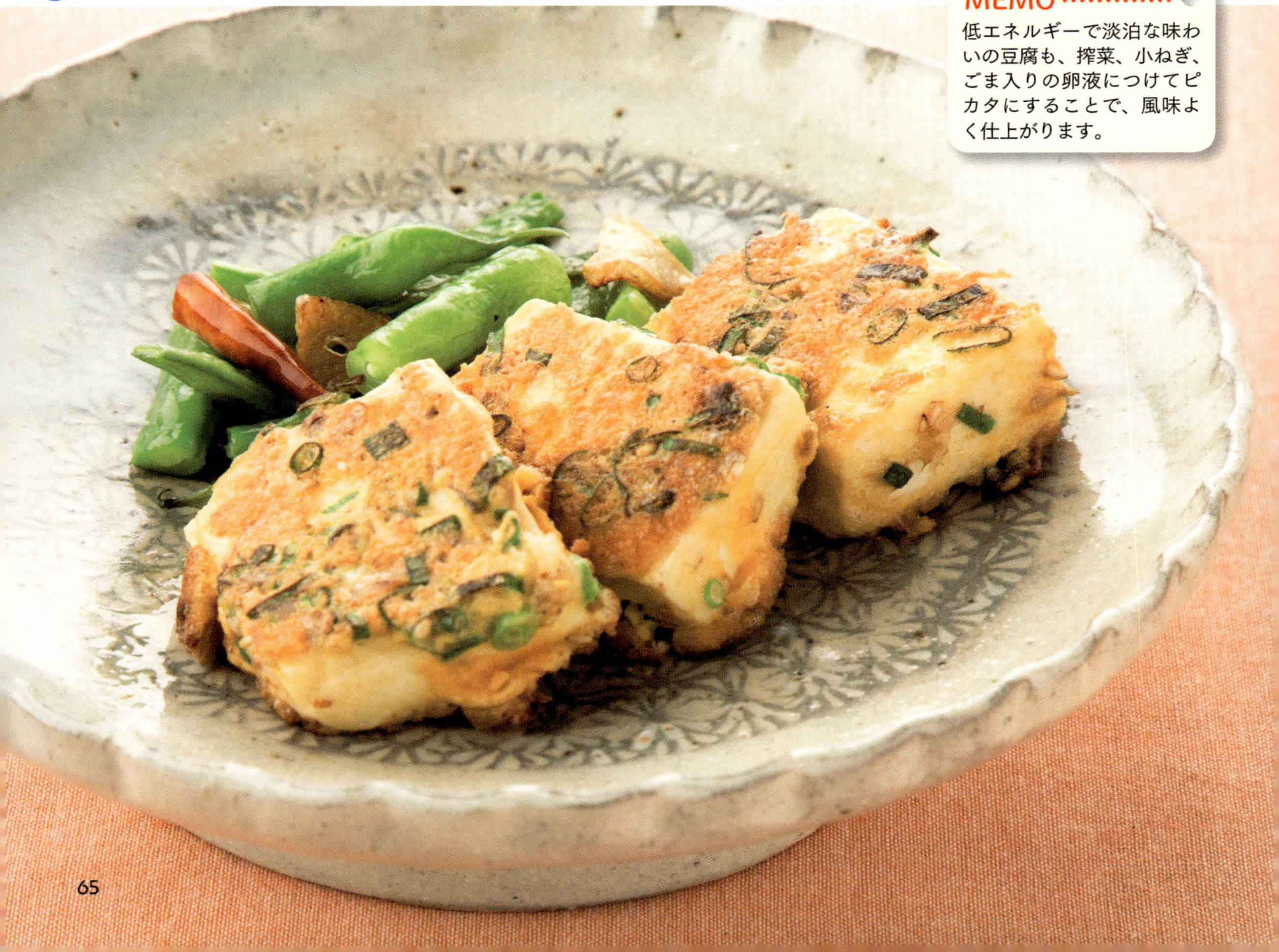

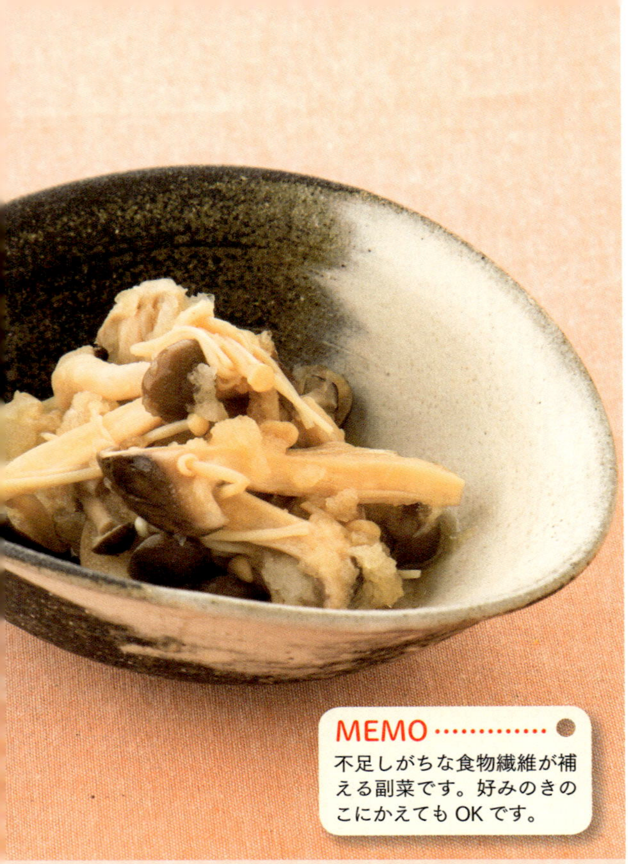

1人分	エネルギー	たんぱく質	食塩相当量
	34kcal	2.4g	0.7g

だしの風味を生かしてうす味で

きのこのおろし煮

材料（1人分）

大根……………………………………………70g
しめじ類・えのきたけ・エリンギ………各20g
a カツオこんぶだし……………………大さじ⅔
酒……………………………………………小さじ1
しょうゆ……………………………小さじ1弱（5g）

作り方

1 大根はすりおろし、軽く汁けを絞る。
2 しめじは石づきを除き、ほぐす。えのきたけは石づきを除いて長さを半分に切り、ほぐす。エリンギは食べやすい大きさに裂く。
3 なべにaと2を入れて火にかけ、2〜3分煮る。1を加えて、煮汁をからめる程度にさっと煮る。

MEMO

不足しがちな食物繊維が補える副菜です。好みのきのこにかえてもOKです。

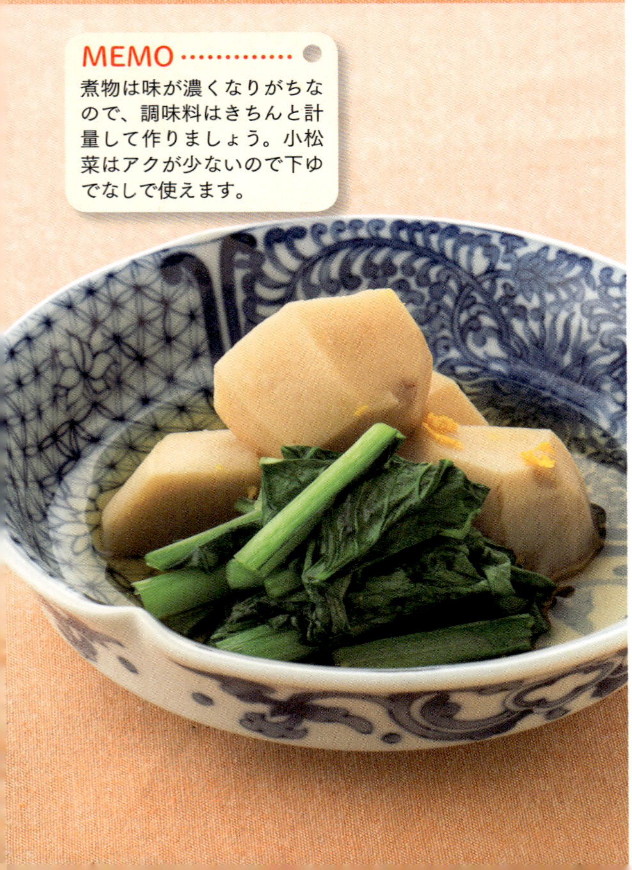

MEMO

煮物は味が濃くなりがちなので、調味料はきちんと計量して作りましょう。小松菜はアクが少ないので下ゆでなしで使えます。

1人分	エネルギー	たんぱく質	食塩相当量
	86kcal	2.6g	0.8g

食材をシンプルに味わう煮物

里芋と小松菜のたき合わせ

材料（1人分）

里芋……………………………………………80g
小松菜…………………………………………40g
a カツオだし………………½カップ弱（80g）
砂糖…………………………………小さじ1⅓
酒……………………………………………小さじ1
みりん……………………………………小さじ½
しょうゆ……………………………小さじ1弱（5g）
ゆずの皮………………………………………少量

作り方

1 里芋は皮をむき、食べやすい大きさに切る。なべにかぶるくらいの水とともに入れて煮る。やわらかくなったらゆでこぼし、ぬめりを洗って水けをきる。
2 なべに里芋とaを入れて火にかけ、ひと煮立ちしたら弱火にして20分ほど煮る。
3 小松菜は4㎝長さに切る。2のなべの里芋を端に寄せて入れ、さらに1〜2分煮る。
4 器に里芋と小松菜を盛り合わせ、煮汁を少しかける。里芋の上にゆずの皮をおろしながらふる。

1人分	エネルギー	たんぱく質	食塩相当量
	86kcal	1.7g	1.0g

切って電子レンジで加熱するだけ！

野菜のラタトゥイユ

材料（1人分）

かぼちゃ……皮つき40g
玉ねぎ……20g
トマト……30g
さやいんげん……10g
にんにく（みじん切り）……小さじ1
塩…ミニスプーン1弱（1g）
こしょう……少量
オリーブ油……小さじ¾

作り方

1 かぼちゃは種とわたを除き、一口大に切る。玉ねぎはくし形切りにする。トマトは一口大に切る。
2 さやいんげんは色よくゆで、水にとって水けをきる。食べやすい長さに切る。
3 耐熱容器に **1** とにんにくを入れて塩とこしょうをふり、オリーブ油をかける。
4 ラップをふんわりとかけて電子レンジで10分ほど加熱する。器に盛り、**2** を散らす。

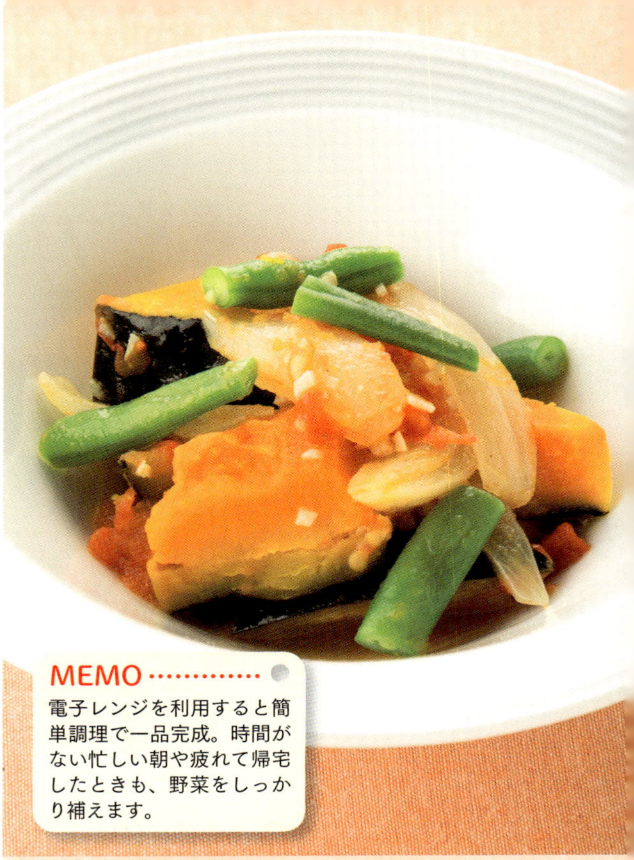

MEMO
電子レンジを利用すると簡単調理で一品完成。時間がない忙しい朝や疲れて帰宅したときも、野菜をしっかり補えます。

1人分	エネルギー	たんぱく質	食塩相当量
	26kcal	0.5g	0.5g

塩分少なめの箸《はし》休め

大根の酢漬け

材料（1人分）

大根……60g
こんぶ……3×1㎝
にんじん……5g
ゆずの皮……3g

a
酢…大さじ½弱（7g）
砂糖……小さじ⅔
うす口しょうゆ ミニスプーン1弱（1g）
塩…ミニスプーン¼（0.3g）

作り方

1 大根は薄いいちょう切りにする。塩少量（分量外）をふって軽くもみ、しんなりとなったら軽く水で洗い、キッチンペーパーで水けをふきとる。
2 こんぶはぬれぶきんでよごれをさっとふき、キッチンばさみでせん切りにする。
3 にんじん、ゆずの皮をそれぞれせん切りにする。
4 ボールに **a** と **2** のこんぶを入れて1時間ほどおく（こんぶ酢）。
5 こんぶ酢に **1**、**3** を入れて混ぜ合わせ、30分ほどおいて味をなじませる。

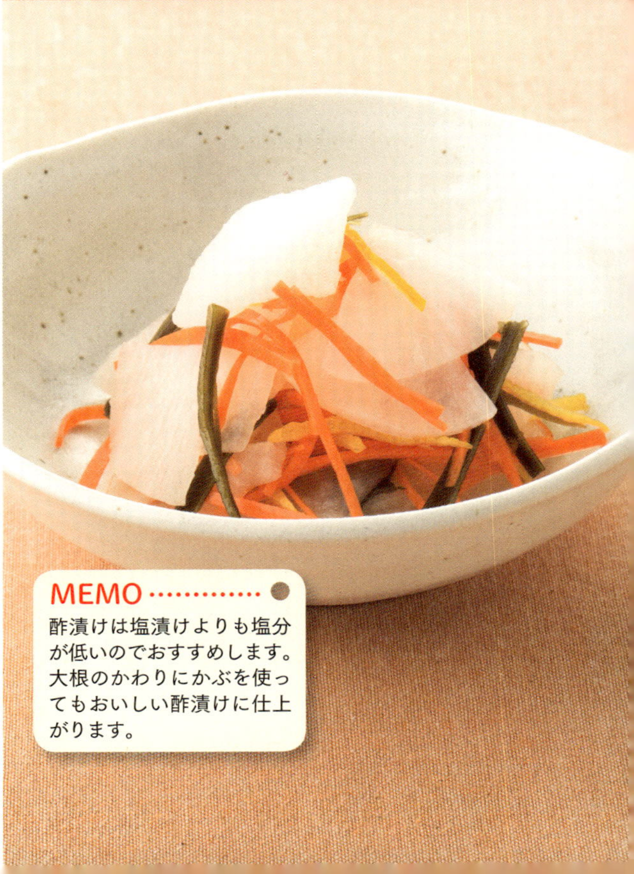

MEMO
酢漬けは塩漬けよりも塩分が低いのでおすすめします。大根のかわりにかぶを使ってもおいしい酢漬けに仕上がります。

1人分 エネルギー 87kcal たんぱく質 3.1g 食塩相当量 0.8g

葉物野菜は加熱してたくさん食べましょう

ほうれん草ときのこのソテー

材料（1人分）

ほうれん草……80g
生しいたけ・しめじ類……各15g
赤パプリカ……10g
オリーブ油……小さじ1
a しょうゆ……小さじ1弱（5g）
　バター……小さじ¾（3g）
　こしょう……少量

作り方

1 ほうれん草は色よくゆでて水にとり、水けを絞って4cm長さに切る。
2 しいたけは軸を除き、4つに切る。しめじは石づきを除いてほぐす。
3 パプリカは5mm幅に切る。
4 フライパンにオリーブ油を熱し、**2**をいためる。火が通ったら**1**、**3**を加えていため、**a**を加え混ぜる。

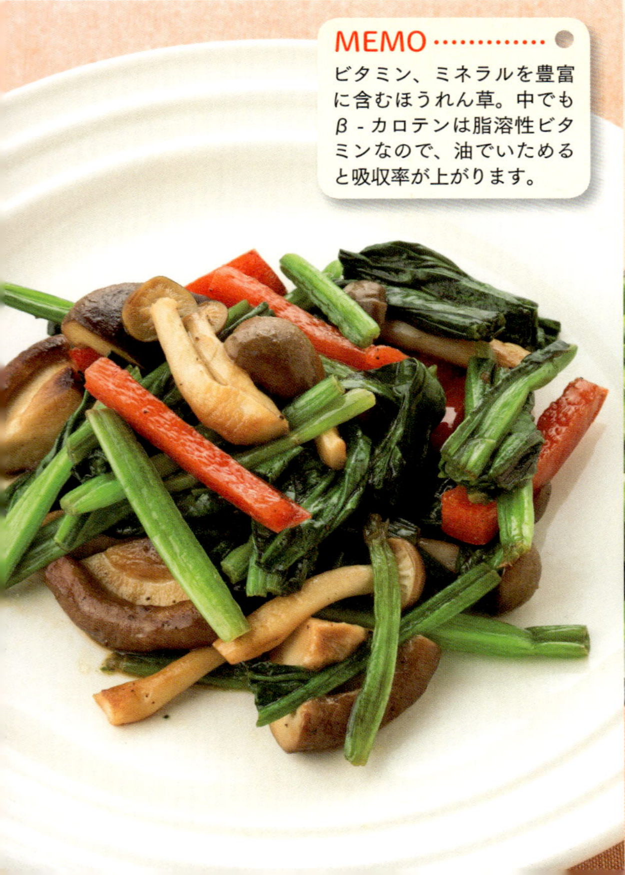

MEMO
ビタミン、ミネラルを豊富に含むほうれん草。中でもβ-カロテンは脂溶性ビタミンなので、油でいためると吸収率が上がります。

1人分 エネルギー 93kcal たんぱく質 1.4g 食塩相当量 0.4g

バルサミコ酢でさっぱりと

なすのマリネ

材料（1人分）

なす……60g
揚げ油
a にんにく（薄切り）‥2枚
　ねぎ（みじん切り）
　‥大さじ1強（10g）
　バルサミコ酢‥小さじ1
　オリーブ油・しょうゆ
　……各小さじ½
こしょう……少量
リーフレタス……20g
パセリ（みじん切り）
……小さじ1

作り方

1 なすは1cm厚さの輪切りにして水にさらし、キッチンペーパーで水けをふきとる。
2 ボールに**a**を入れて混ぜ合わせる（マリネ液）。
3 揚げ油を170℃に熱し、**1**のなすをさっと揚げる。油をきって熱いうちにマリネ液に入れる。こしょうをふって混ぜ合わせ、30分ほどおいて味をなじませる。
4 器にレタスを敷いて**3**を盛り、パセリをふる。

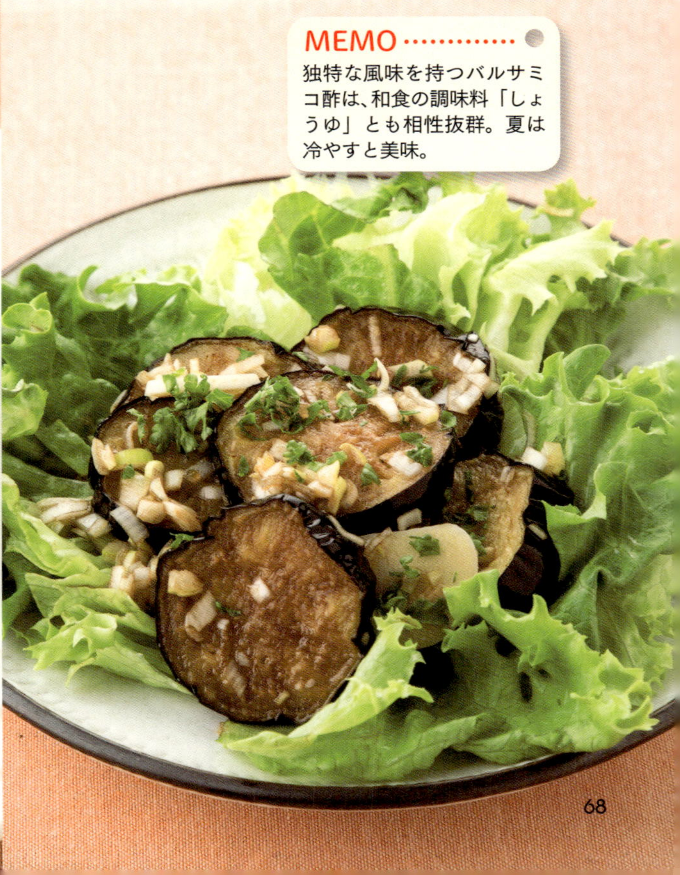

MEMO
独特な風味を持つバルサミコ酢は、和食の調味料「しょうゆ」とも相性抜群。夏は冷やすと美味。

1人分 エネルギー 91kcal たんぱく質 1.2g 食塩相当量 0.5g

ごまの風味が満足度を高めます

しらたきのごま風味いため

材料（1人分）

しらたき……80g
にんじん……10g
ねぎ（みじん切り）
……大さじ1強（10g）
しょうが（みじん切り）
……小さじ1
ごま油……小さじ1¼

a
めんつゆ（ストレートタイプ）
……小さじ2½
水……大さじ2
酒……小さじ1
砂糖……小さじ⅔

いり白ごま（あらく刻む）
……小さじ1

作り方

1 しらたきはさっとゆでて湯をきり、食べやすい長さに切る。
2 にんじんは3cm長さの細切りにする。
3 フライパンにごま油を熱し、ねぎ、しょうがを入れていためる。香りが立ったら **1**、**2** を加えていため、**a** を加えて混ぜ合わせる。器に盛り、ごまを散らす。

MEMO
しらたきは低エネルギー、低たんぱく質で食物繊維が多い食材です。野菜を加えたいため物は常備菜におすすめです。

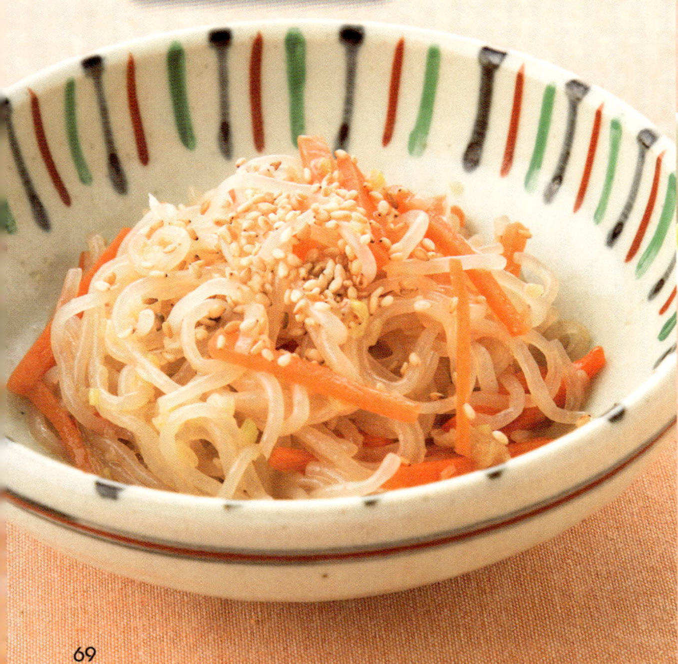

1人分 エネルギー 83kcal たんぱく質 1.5g 食塩相当量 0.5g

ひと手間で生野菜をおいしく食べる

きゅうりとレタスのサラダ ヨーグルト風味ドレッシング

材料（1人分）

きゅうり……30g
レタス……20g
ラディシュ……10g
レーズン……5g

a
プレーンヨーグルト……20g
レモン果汁
……小さじ½強（3g）
塩‥ミニスプーン½弱（0.5g）
こしょう……少量
オリーブ油……小さじ1¼

作り方

1 きゅうりは5mm厚さの斜め切りにする。レタスは一口大にちぎって冷水にさらし、水けをきる。ラディシュは1mm厚さの輪切りにする。
2 レーズンは湯通しして湯をきる。
3 ボールに **a** を入れて混ぜ合わせる（ドレッシング）。
4 **1** を合わせて器に盛り、**2** を散らしてドレッシングをかける。

MEMO
ヨーグルトやレモン果汁を使うとさわやかさがアップ！ 市販のフレンチドレッシングとはひと味違った味わいをお試しください。

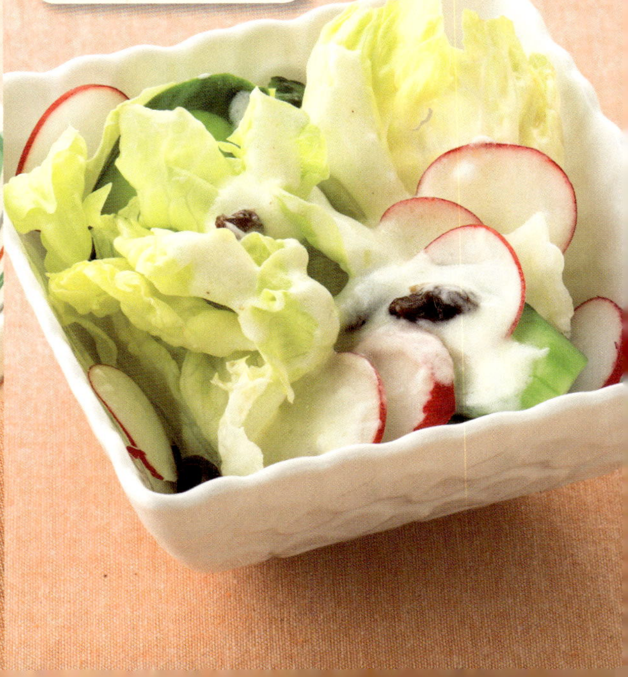

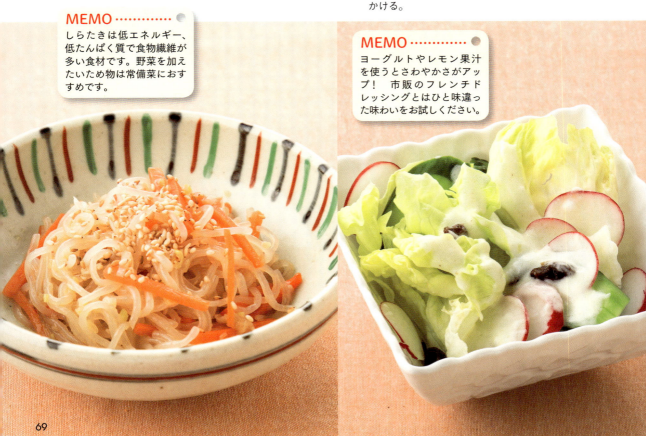

1人分 エネルギー 476kcal たんぱく質 6.3g 食塩相当量 1.7g

低たんぱく質ごはんを使ってボリュームを

チキンライス

材料（1人分）

鶏もも肉・玉ねぎ……各 30g
マッシュルーム・さやいんげん……各 10g
たんぱく質 1/25 ごはん（89 ページ参照）
……1 パック（180g）
オリーブ油……小さじ 1 ¼
バター……小さじ 1 ¼（5g）
a トマトケチャップ……小さじ 2½
　塩……ミニスプーン 1 弱（1g）
　こしょう……少量

作り方

1 鶏肉は 1 ㎝角に切る。玉ねぎ、マッシュルームはあらみじん切りにする。
2 さやいんげんは 1 ㎝幅に切り、色よくゆでて湯をきる。
3 ごはんはパッケージの表示に従って温める。
4 フライパンにオリーブ油、バターを入れてとかし、鶏肉を入れていためる。色が変わったら玉ねぎとマッシュルームを加えていためる。
5 **3** を加えていため、**a** を入れてさらにいため、**2** を加え混ぜる。
6 型に詰めて形をととのえ、皿にあけて盛る。

MEMO

ごはんにもたんぱく質が含まれています。きびしいたんぱく質制限を指示されている場合、低たんぱく質のごはんを利用しましょう。

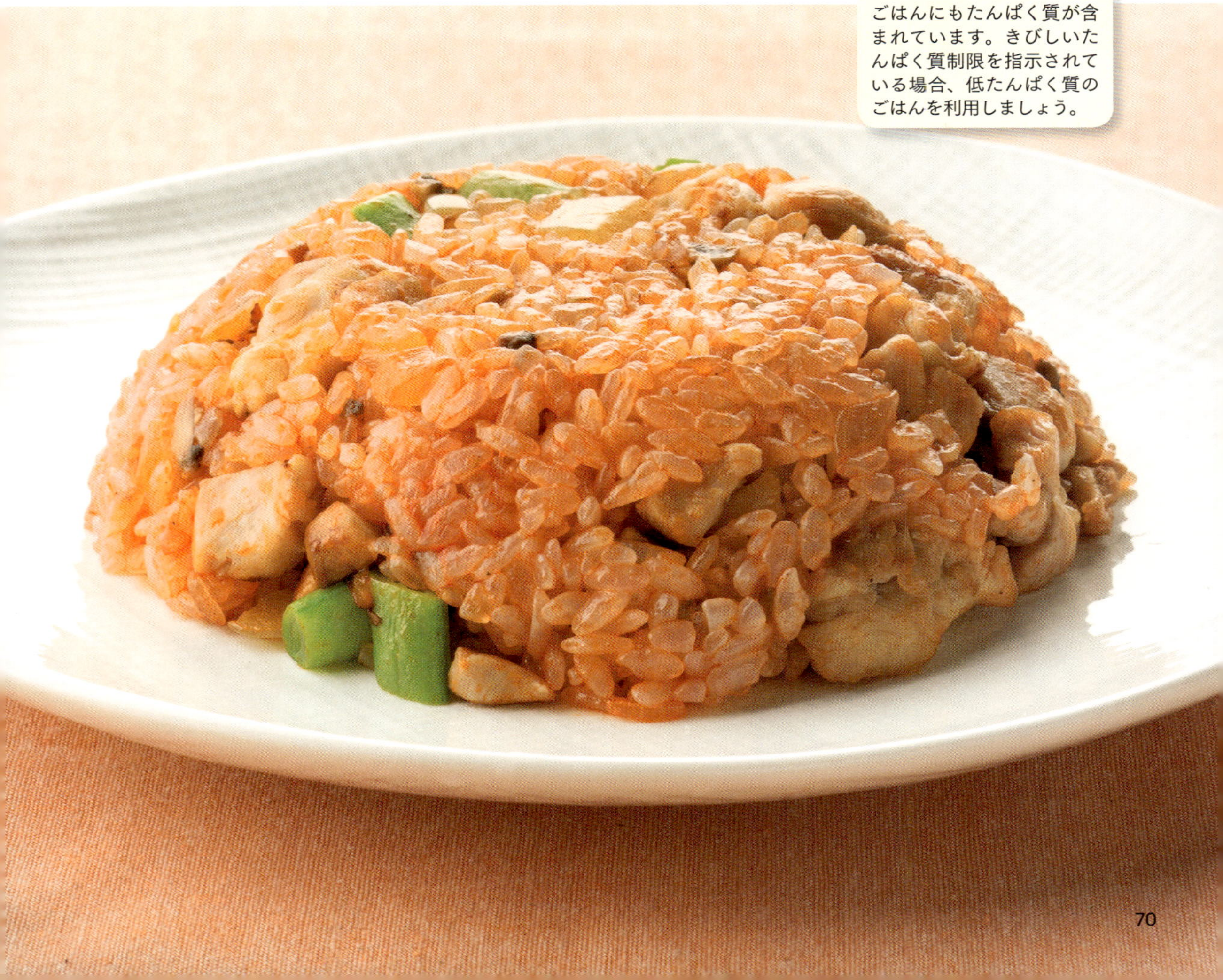

1人分	エネルギー	たんぱく質	食塩相当量
	428kcal	9.7g	2.0g

低たんぱく質の焼きそばを利用して

イカの和風焼きそば

材料（1人分）

- イカ（またはシーフードミックス）…………30g
- 青梗菜《ちんげんさい》……………………………………………50g
- ねぎ…………………………………………………15g
- 低たんぱく質焼きそば※（89ページ参照）…乾65g
- サラダ油……………………………………小さじ¾
- しょうゆ・みりん……………………各小さじ2
- 小ねぎ（小口切り）………………………小さじ1½

※低たんぱく質の即席焼きそば（商品名「げんたやきそば」）を使用。添付のソース、青のりは除く。

作り方

1. イカは胴の部分は輪切りにし、足は食べやすい長さに切る。
2. 青梗菜は葉と茎に切り分ける。茎は縦に8等分にし、葉は食べやすい大きさに切る。ねぎは縦半分に切り、さらに薄い斜め切りにする。
3. 焼きそばは袋の表示に従って温める。
4. フライパンに油を熱し、**1**をいためる。火が通ったら**2**の青梗菜の茎、葉、ねぎの順に加えていため、**3**も加えていため合わせる。しょうゆとみりんで調味する。
5. 皿に盛り、小ねぎを散らす。

MEMO

たんぱく質を調整した焼きそばを使用すると、普通の焼きそばよりたんぱく質を30%おさえることができます。添付のソースは使わずに、しょうゆとみりんで調味しました。

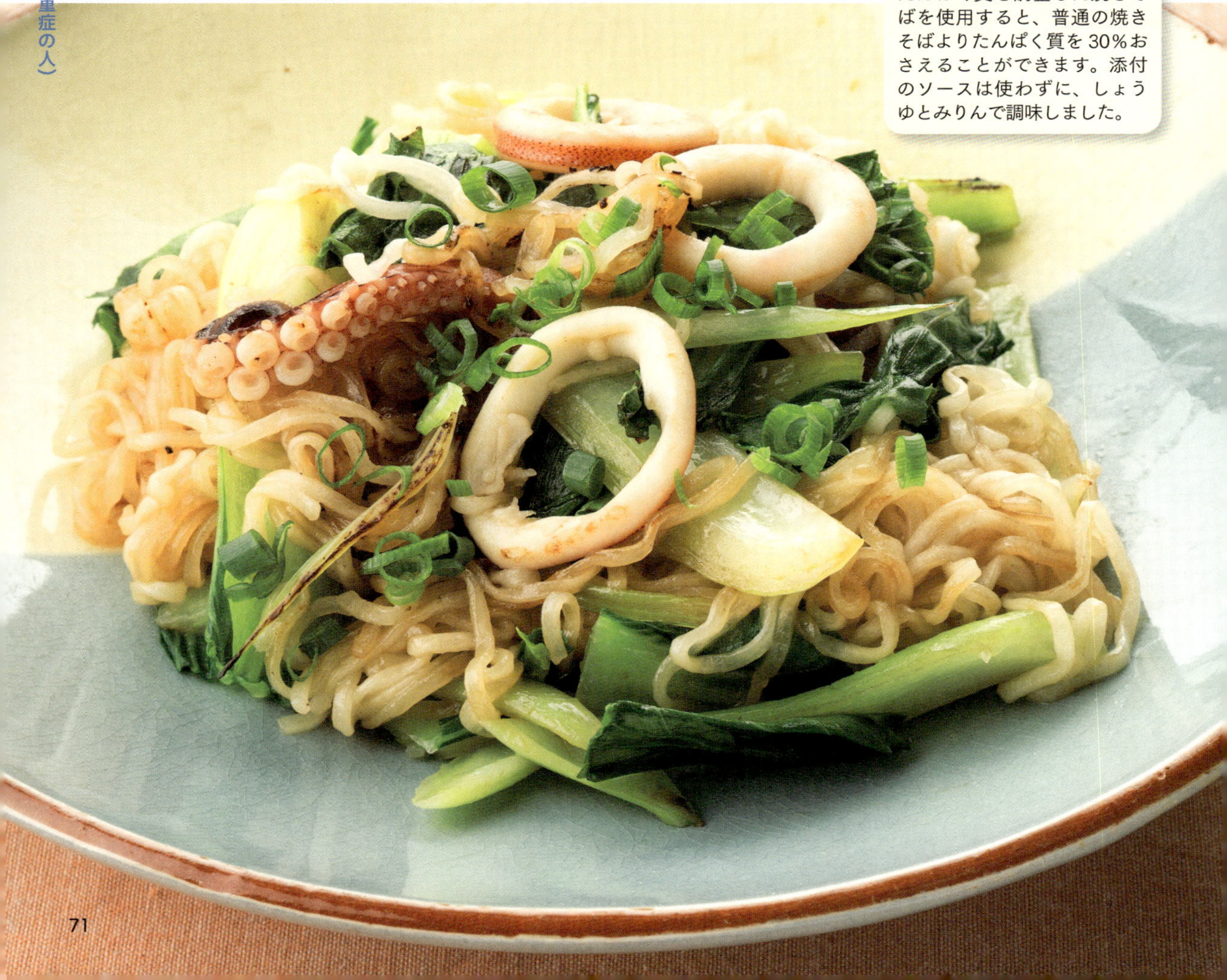

慢性肝炎から肝硬変代償期

紹介レシピの組み合わせ例

組み合わせ例 1

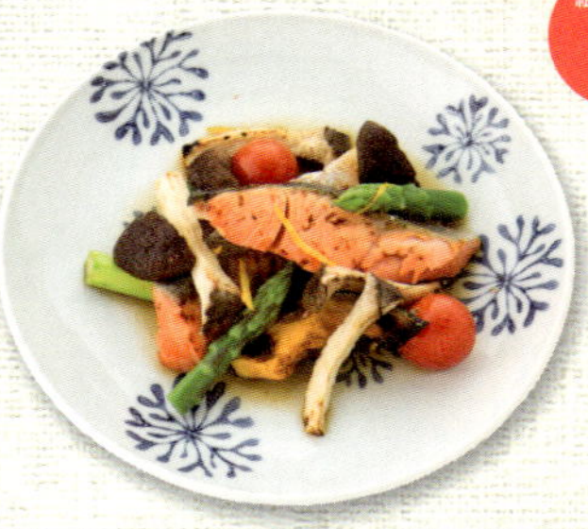

サケと野菜の焼き浸し ゆず風味
（25 ページ）

＋

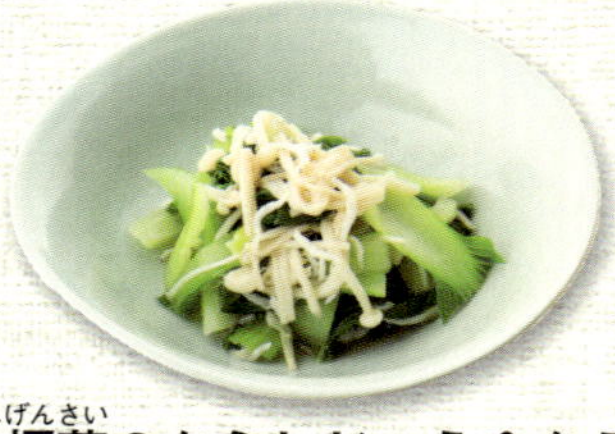

青梗菜《ちんげんさい》のからしじょうゆあえ
（30 ページ）

＋

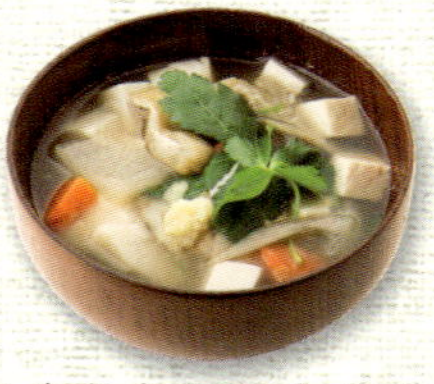

具だくさんのけんちん汁
（34 ページ）

＋

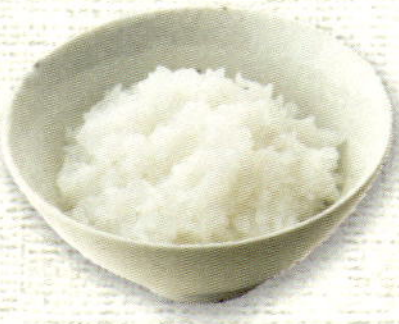

ごはん（胚芽精米）150g

＋

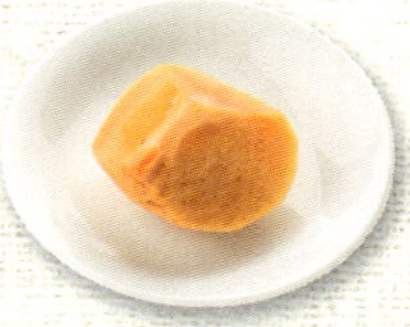

柿 60g

主菜、副菜に油を使わない低脂質の一汁二菜の和風献立。その分、ほかの食事で油を使うことができます。野菜やきのこをたっぷり使うのでビタミン、ミネラル、食物繊維がしっかりとれます。

エネルギー	たんぱく質	食塩相当量
593 kcal	34.9 g	3.5 g

組み合わせ例 2

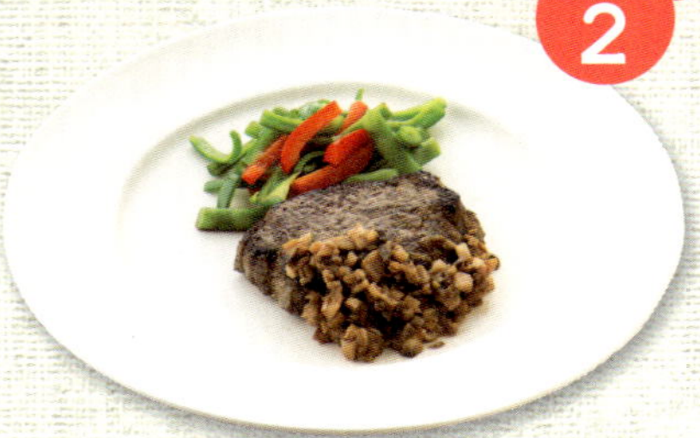

牛肉のステーキ
きのこソースかけ（23 ページ）

＋

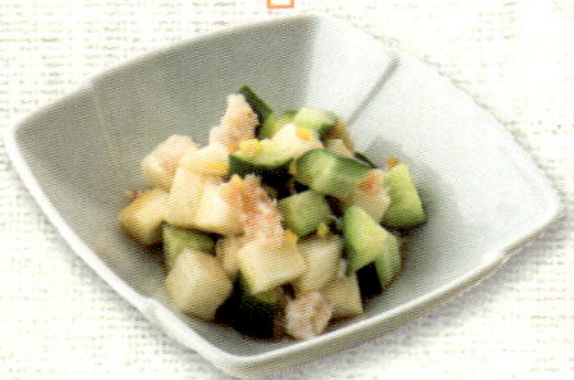

長芋の酢の物
（31 ページ）

＋

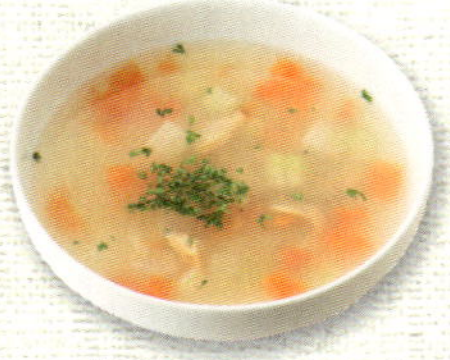

アサリのスープ
（34 ページ）

＋

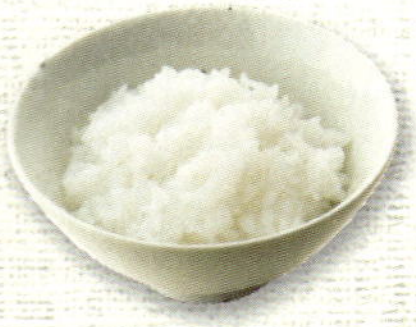

ごはん（胚芽精米）150g

＋

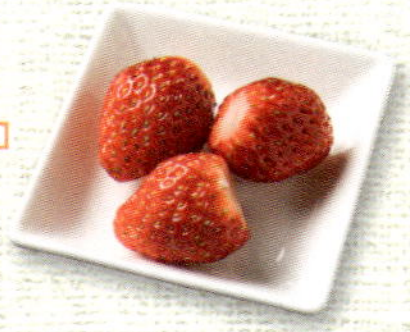

いちご 60g

牛肉のステーキはたんぱく質と脂質が多いので、低たんぱく質、低脂質の副菜を組み合わせます。長芋の酢の物は、酸味によってうす味でも美味。貝類は塩分が多いので、スープは味つけに注意を。

エネルギー	たんぱく質	食塩相当量
642 kcal	31.5 g	3.3 g

組み合わせ例 3

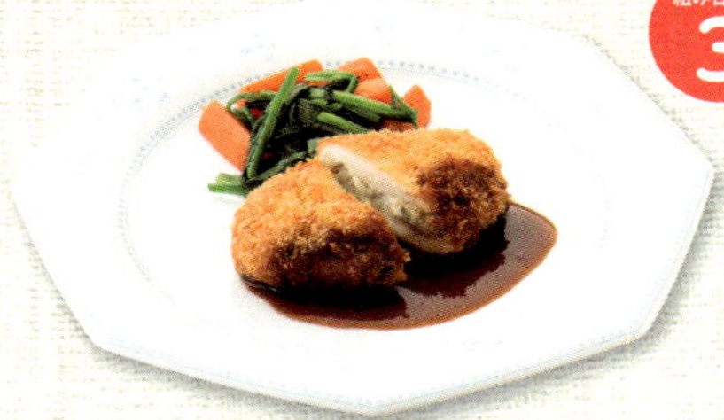

鶏ささ身の包み揚げ
(24 ページ)

＋

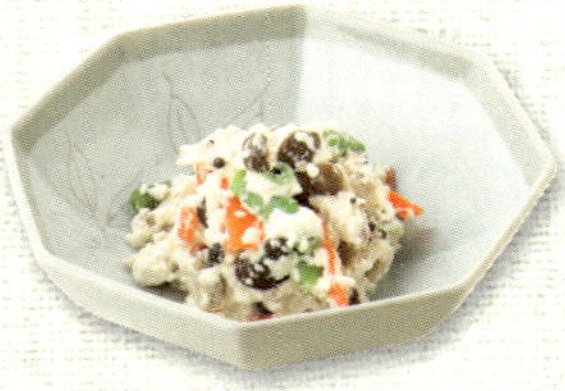

きのこと野菜の白あえ
(29 ページ)

＋

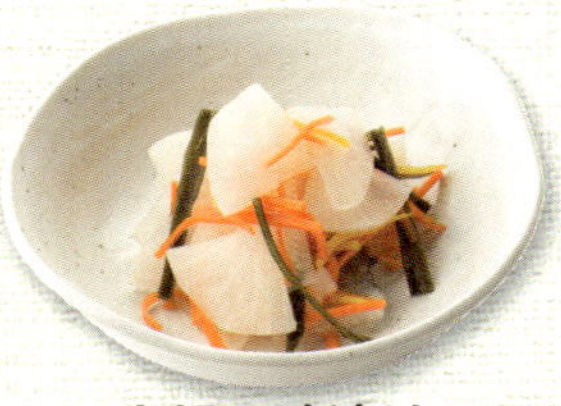

大根の酢漬け
(67 ページ)

＋

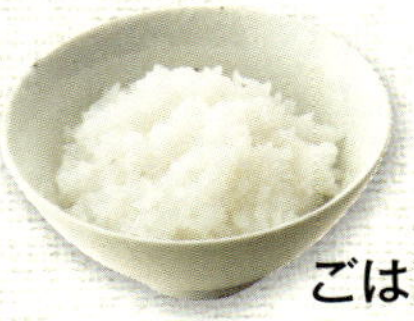

ごはん（胚芽精米）150g

淡泊な鶏ささ身を包み揚げにし、ボリュームのある献立に。衣のパン粉を細かくすると吸油量が少なくなり、エネルギーがおさえられます。副菜には低脂質の料理を組み合わせます。

エネルギー	たんぱく質	食塩相当量
713 kcal	33.4 g	2.9 g

組み合わせ例 4

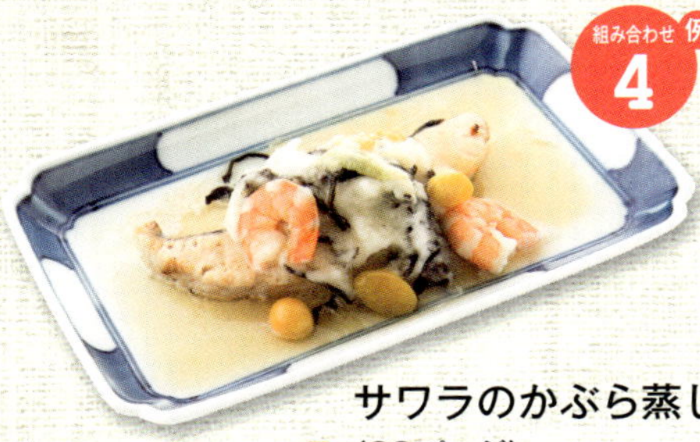

サワラのかぶら蒸し
(22 ページ)

＋

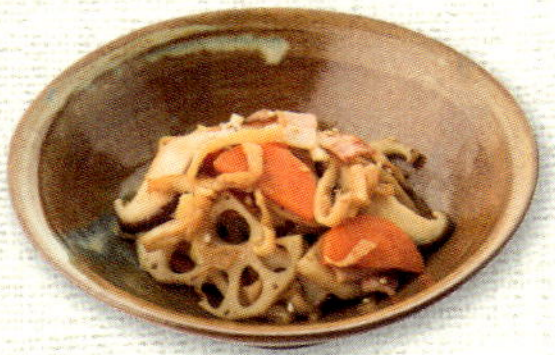

切り干し大根と根菜のきんぴら風
(31 ページ)

＋

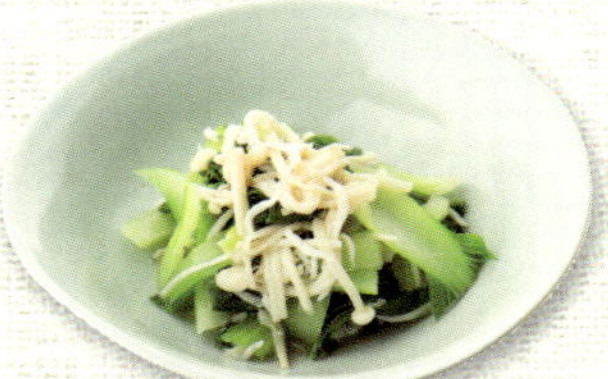

青梗菜のからしじょうゆあえ
(30 ページ)

＋

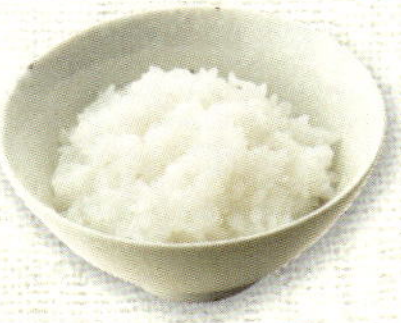

ごはん（胚芽精米）150g

＋

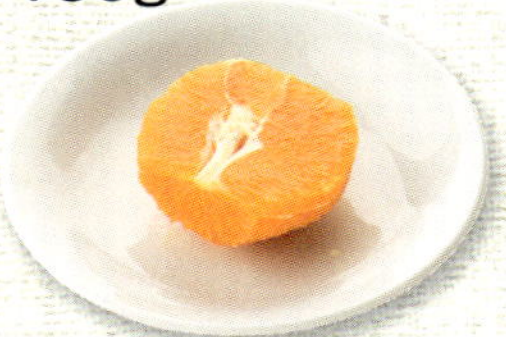

オレンジ 60g

良質なたんぱく質がとれる魚の献立。サワラのほか、タイやサケなどもおいしいです。主菜はやわらかい料理なので、切り干し大根など噛《か》みごたえのある副菜で食感の変化も楽しめる組み合わせに。

エネルギー	たんぱく質	食塩相当量
609 kcal	32.9 g	3.2 g

組み合わせ例 5

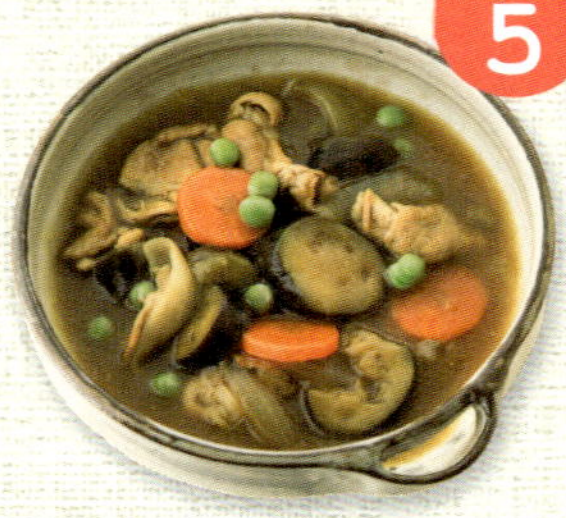

和風カレー（32 ページ）

＋

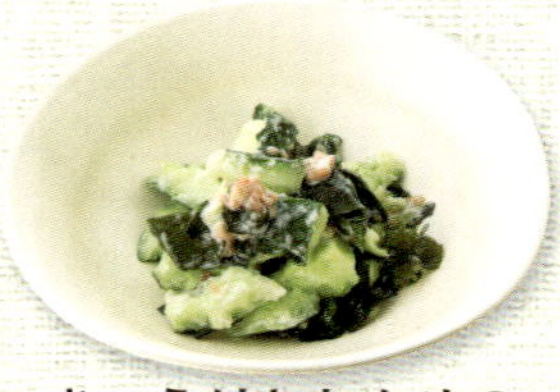

きゅうりとわかめの梅マヨネーズあえ（30 ページ）

＋

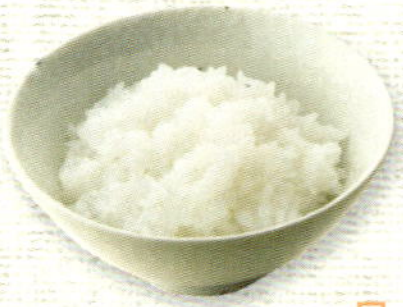

ごはん（胚芽精米）**150g**

＋

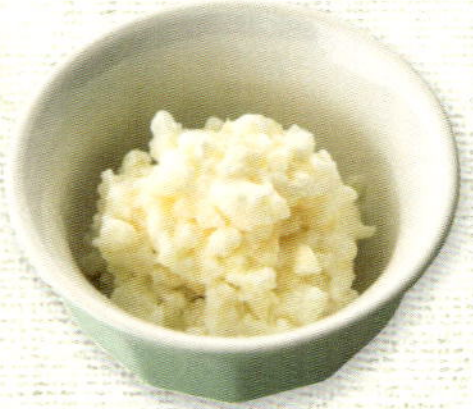

パイナップルのジェラート（35 ページ）

カレー粉とめんつゆで作る和風カレーはカレールーで作るよりも低エネルギー、減塩に。副菜はマヨネーズのこくと梅干しの酸味を生かした塩分控えめのあえ物。デザートを食べても 600kcal 以下です。

エネルギー	たんぱく質	食塩相当量
586 kcal	21.1 g	2.4 g

組み合わせ例 6

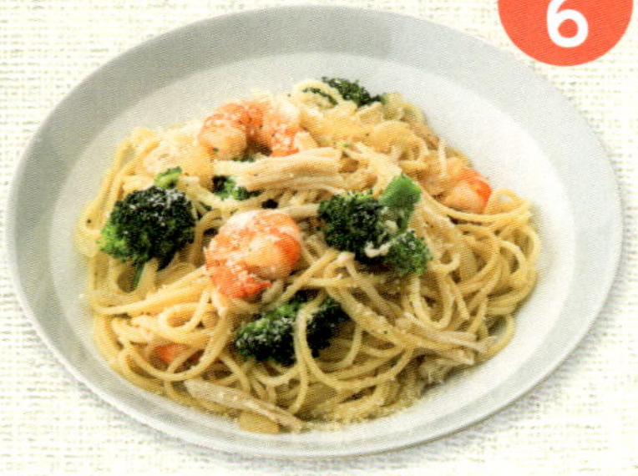

エビとブロッコリーのパスタ（33 ページ）

＋

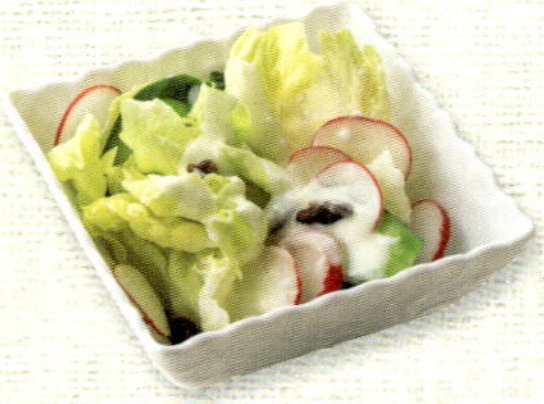

きゅうりとレタスのサラダ ヨーグルト風味ドレッシング（69 ページ）

＋

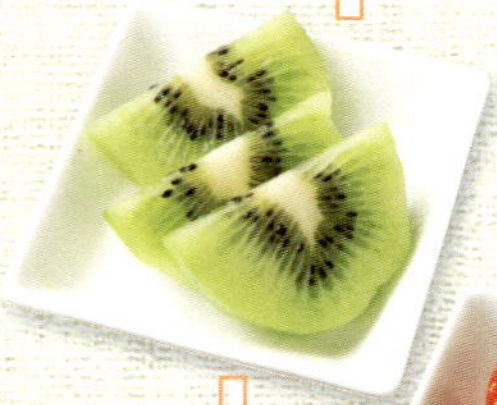

キウイフルーツ 30g

＋

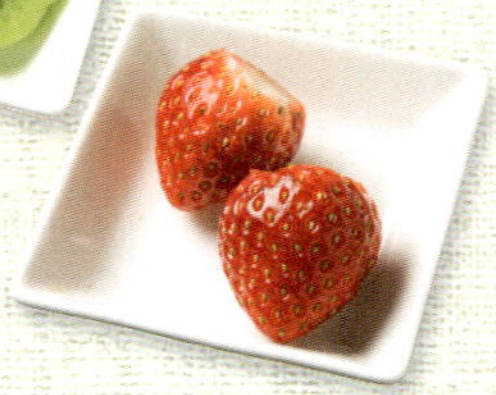

いちご 30g

ブロッコリーやえのきたけを使ったパスタに、サラダや果物を添えると 1 食で食物繊維が9g 以上とれます。キウイフルーツ、いちごなどの果物には、代謝を助けるビタミン C が豊富に含まれています。

エネルギー	たんぱく質	食塩相当量
563 kcal	25.1 g	2.1 g

朝食向き 組み合わせ例 7

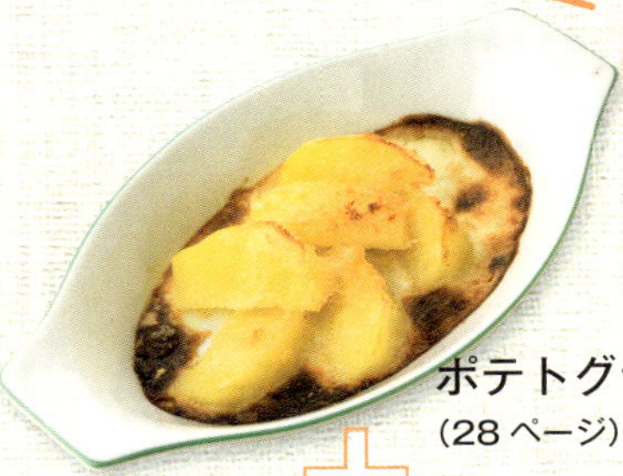

ポテトグラタン
(28 ページ)

＋

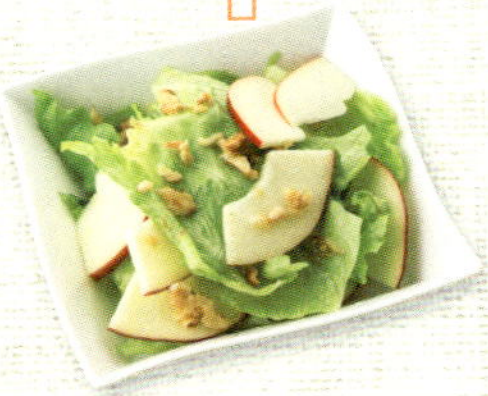

りんごとレタスのサラダ
(29 ページ)

＋

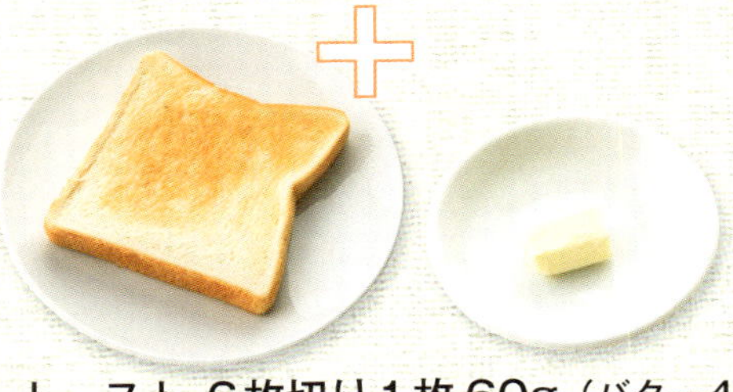

トースト 6枚切り1枚 60g (バター4g)

＋

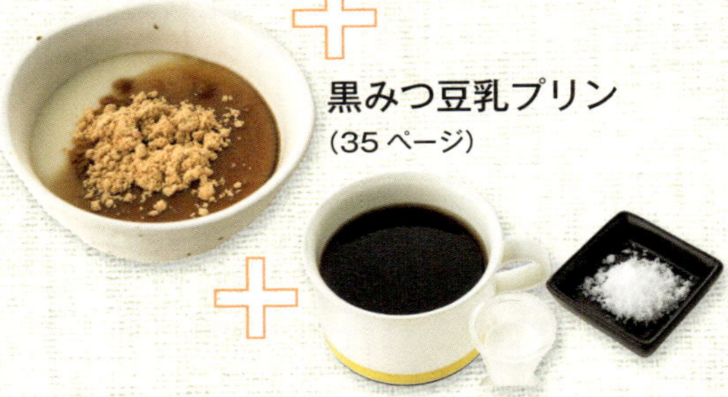

黒みつ豆乳プリン
(35 ページ)

＋

コーヒー ½ カップ
(ミルク5g、砂糖3g)

ポテトグラタンは主食も兼ねるおかず。トースト、サラダ、デザートで足りないエネルギーや栄養を補給します。昼食や夕食が高たんぱく質になりがちなときは、朝食は低たんぱく質の献立に。

エネルギー	たんぱく質	食塩相当量
568 kcal	14.8 g	1.5 g

朝食向き 組み合わせ例 8

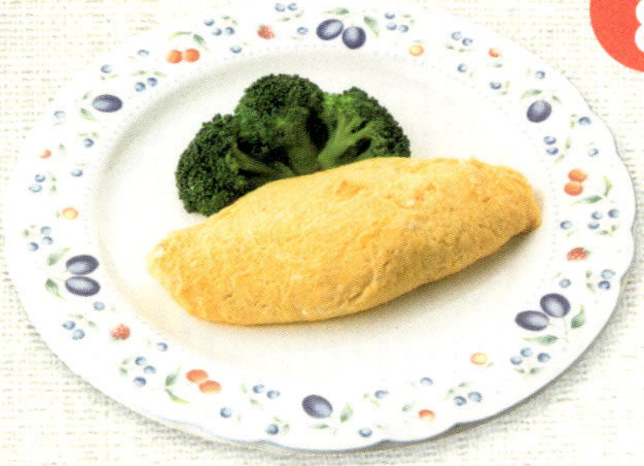

コーンとカテージチーズのオムレツ
(27 ページ)

＋

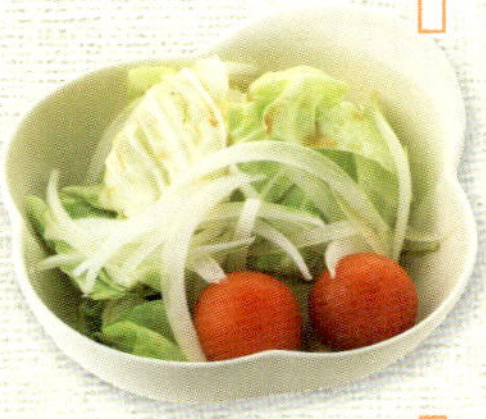

キャベツのホットポン酢しょうゆかけ (48 ページ)

＋

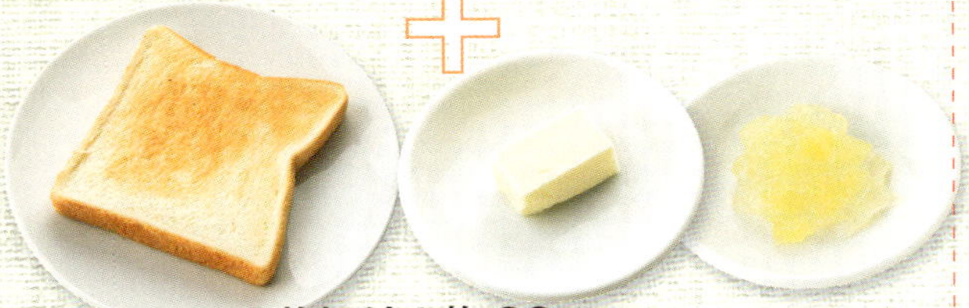

トースト 6枚切り1枚 60g
(バター 10g)

マーマレードジャム (10g)

＋

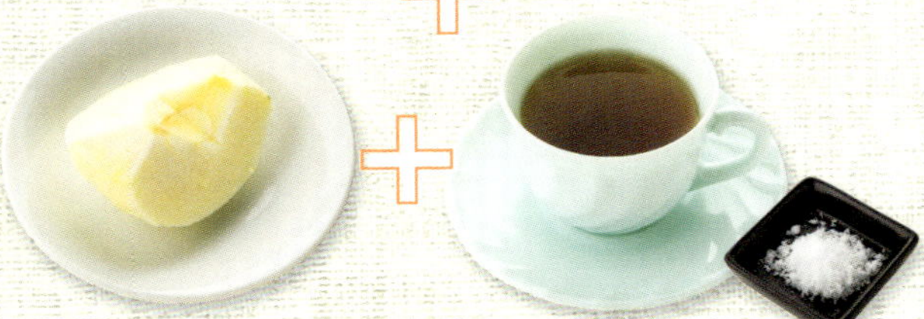

りんご 60g

＋

紅茶 ¾ カップ
(砂糖3g)

主菜は、普通卵を3個使うところを1.5個に減らし、その分カテージチーズとコーンを加えてボリュームを出したオムレツです。足りないビタミンや食物繊維はサラダや果物で補います。

エネルギー	たんぱく質	食塩相当量
502 kcal	19.2 g	2.0 g

肝硬変非代償期（軽症の人）

紹介レシピの組み合わせ例

組み合わせ例 1

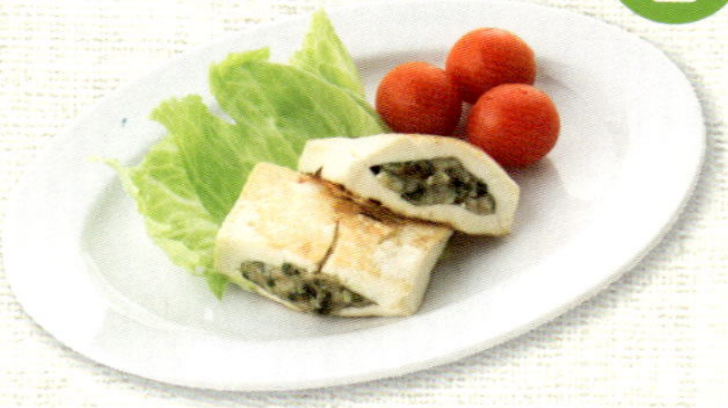

豆腐のひき肉はさみ焼き

（44 ページ）

＋

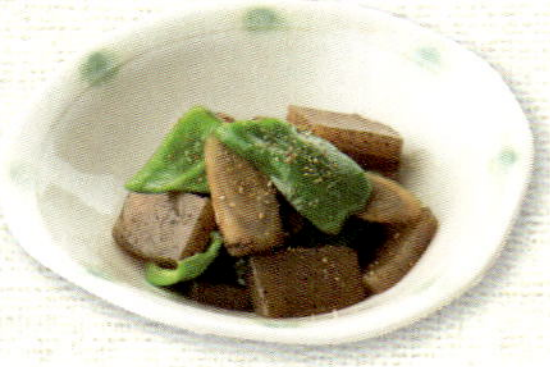

ごぼうとこんにゃくのいため煮

（47 ページ）

＋

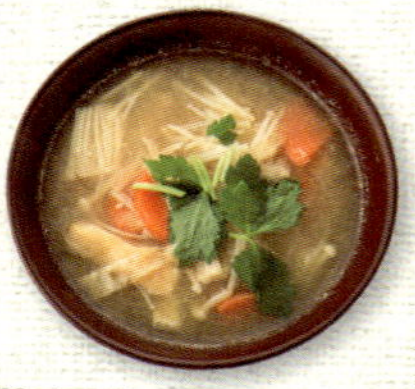

根菜ときのこのみそ汁

（52 ページ）

＋

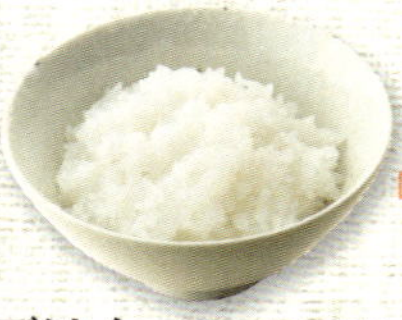

ごはん（胚芽精米）150g

＋

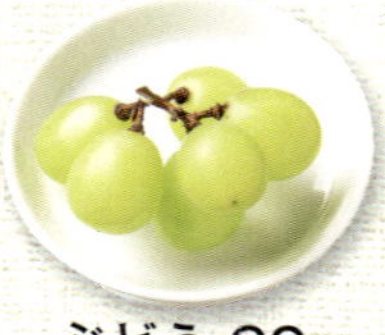

ぶどう 60g

メーンは低脂肪の豆腐料理。少量のひき肉と香味野菜をはさんで、うま味と食べごたえをアップ。食物繊維が豊富な副菜と具だくさんのみそ汁を添えて"肝臓の大敵"便秘を予防します。

エネルギー	たんぱく質	食塩相当量
704 kcal	22.6 g	2.7 g

組み合わせ例 2

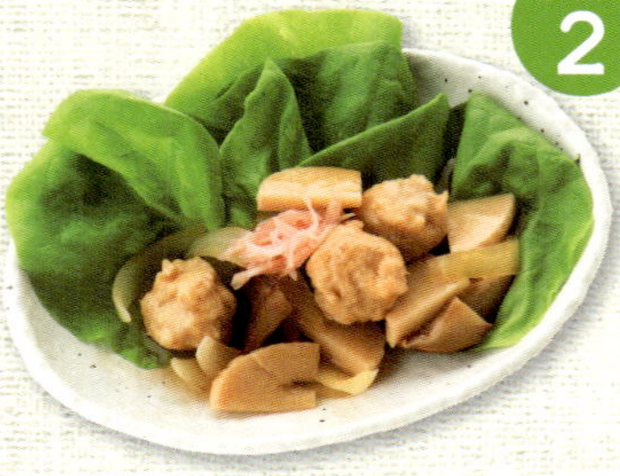

鶏つくねの甘酢あん

（38 ページ）

＋

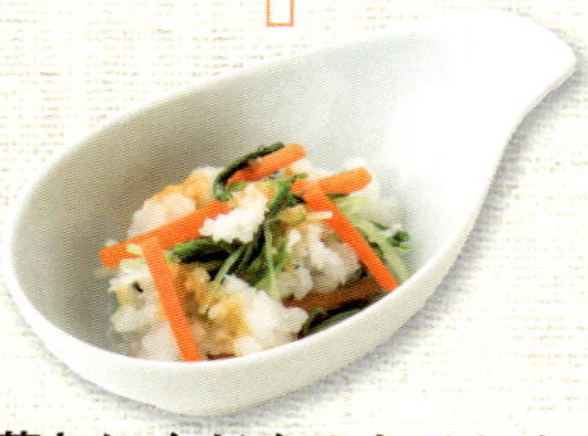

水菜とにんじんのおろしあえ

（46 ページ）

＋

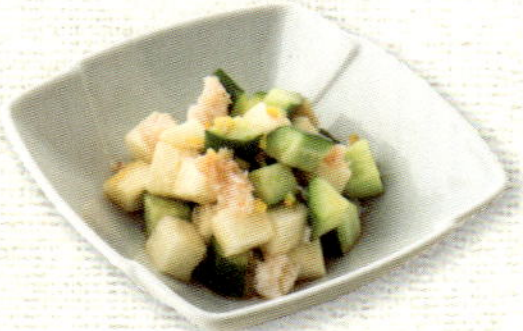

長芋の酢の物

（31 ページ）

＋

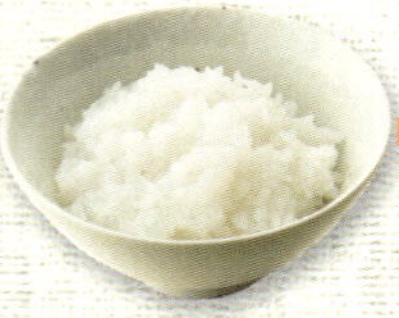

ごはん（胚芽精米）150g

＋

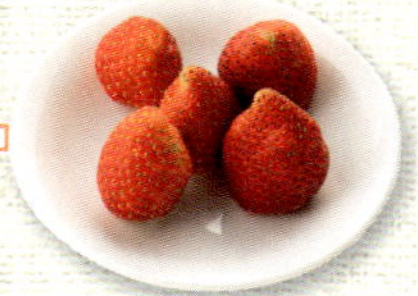

いちご 100g

油で揚げずにゆでることでエネルギーをおさえた鶏つくね。野菜と甘酢をからめて食べごたえのある主菜です。副菜２品を加えても低エネルギーで満足感が得られる献立です。

エネルギー	たんぱく質	食塩相当量
585 kcal	23.0 g	2.5 g

組み合わせ例 3

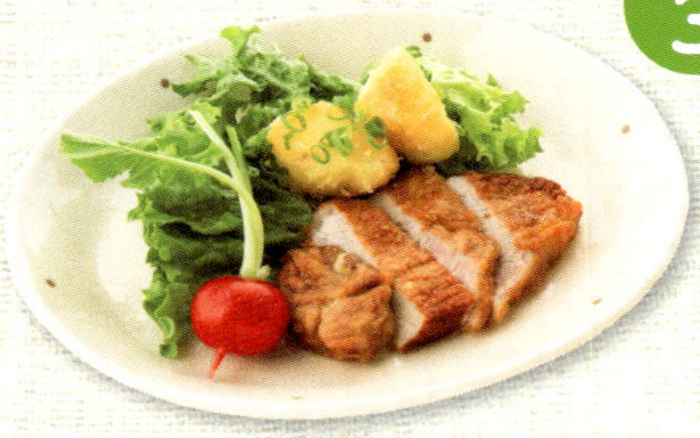

豚肉の香味揚げ
レモン風味の粉吹き芋添え（43ページ）

＋

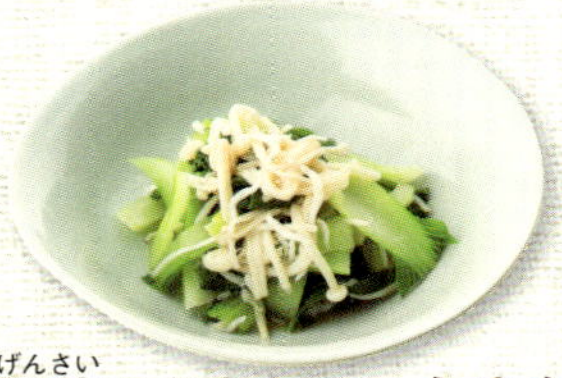

青梗菜《ちんげんさい》のからしじょうゆあえ
（30ページ）

＋

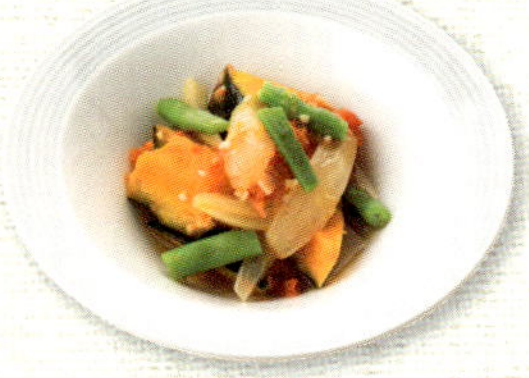

野菜のラタトゥイユ
（67ページ）

＋

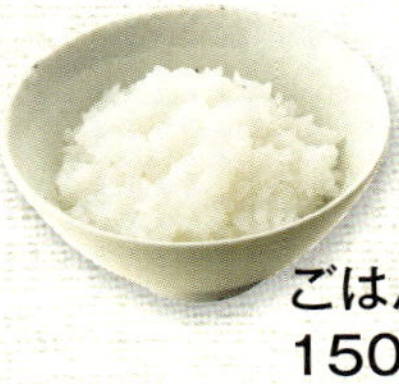

ごはん（胚芽精米）
150g

エネルギー、脂質が多い主菜には野菜の小さなおかずで調整を。緑黄色野菜を加えると抗酸化ビタミンのβ-カロテンが補給できます。脂質の酸化を防ぐなど肝臓の働きをサポートします。

エネルギー	たんぱく質	食塩相当量
696 kcal	23.2 g	3.1 g

組み合わせ例 4

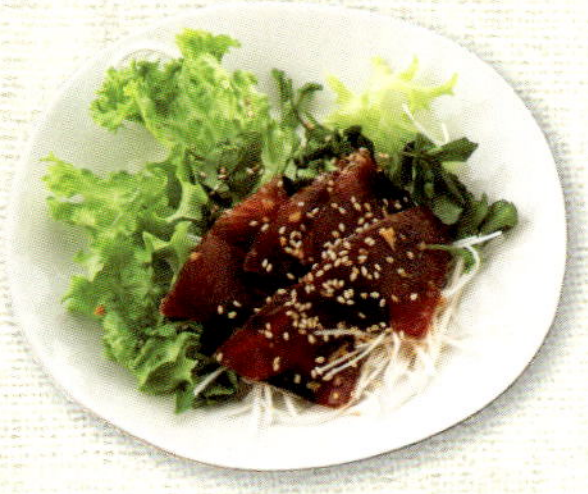

カツオの中国風刺し身
（38ページ）

＋

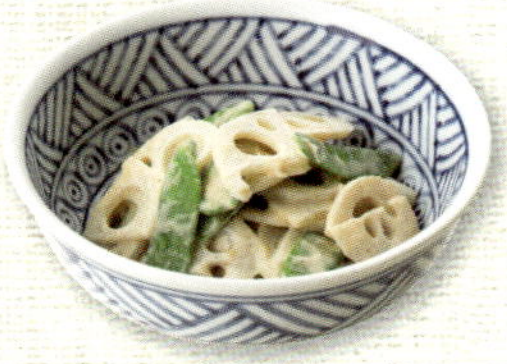

れんこんのごまマヨネーズあえ
（49ページ）

＋

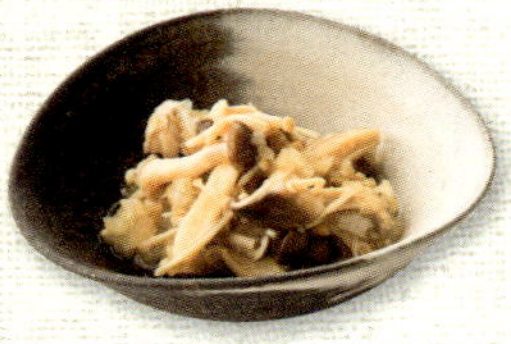

きのこのおろし煮
（66ページ）

＋

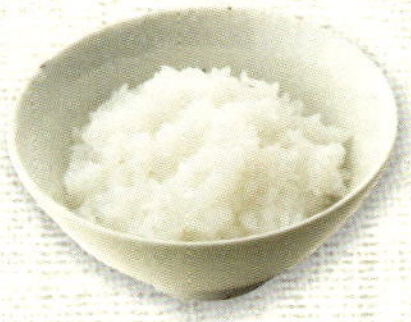

ごはん（胚芽精米）
150g

＋

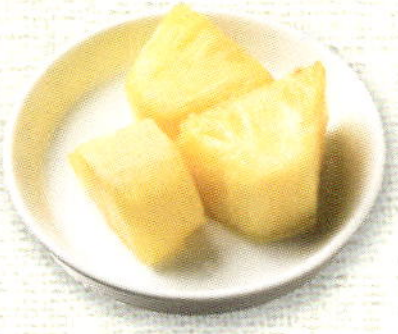

パイナップル
60g

カツオは高たんぱく質の魚なので、1食50gにおさえましょう。主菜のもの足りなさは副菜でカバー。れんこんやきのこ類、パイナップルには食物繊維が豊富で、満足感が得られます。

エネルギー	たんぱく質	食塩相当量
584 kcal	24.0 g	2.3 g

組み合わせ例 5

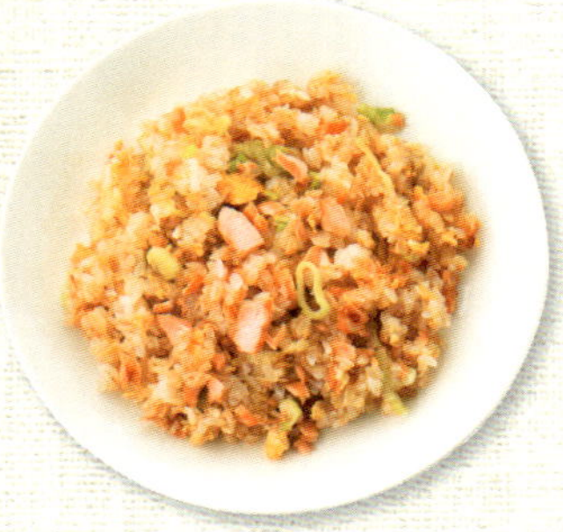

サケと卵のチャーハン
（51 ページ）

＋

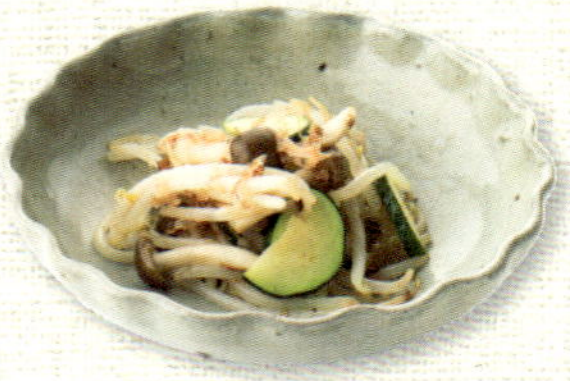

ズッキーニともやしのナムル風いため
（46 ページ）

＋

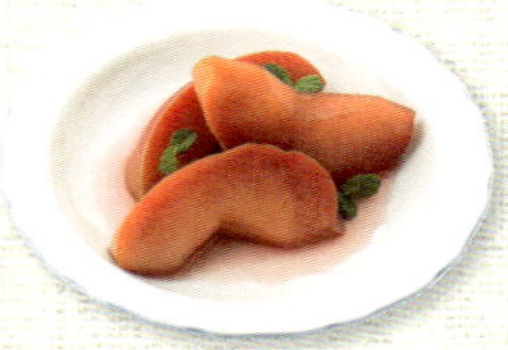

りんごの赤ワイン煮
（53 ページ）

主菜と主食を兼ねたチャーハンはたんぱく質が多くなりがちですが、具のサケや卵を少量にしてたんぱく質をおさえました。副菜とデザートも、たんぱく質が少ないものを組み合わせます。

エネルギー	たんぱく質	食塩相当量
590 kcal	18.7 g	1.5 g

組み合わせ例 6

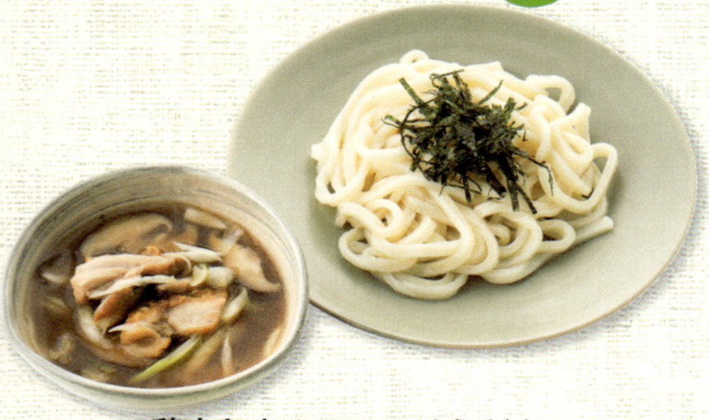

鶏肉ときのこのつけうどん
（50 ページ）

＋

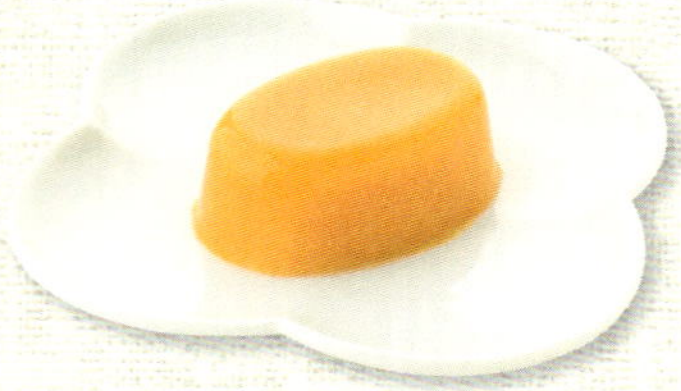

マンゴープリン
（53 ページ）

＋

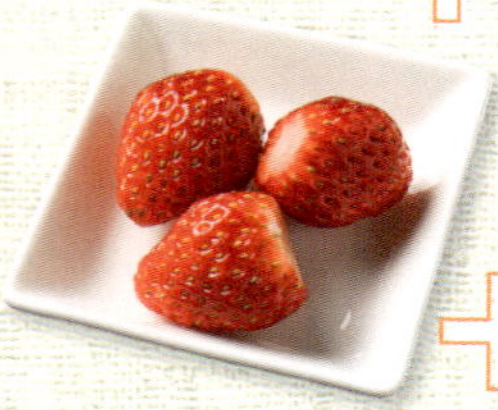

いちご 40g

＋

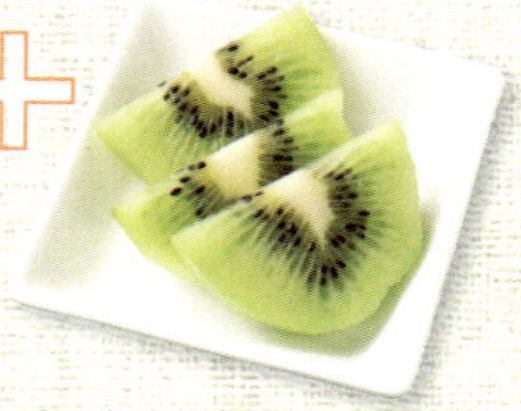

キウイフルーツ 30g

うどん 1 玉はごはん 150g よりもたんぱく質が多いので、たんぱく質を控えるために鶏肉は 50g に。足りないエネルギーはデザートと果物で補います。うどんの汁を半分残せば約 2 g の減塩に。

エネルギー	たんぱく質	食塩相当量
564 kcal	19.7 g	3.8 g

朝食向き　組み合わせ例 7

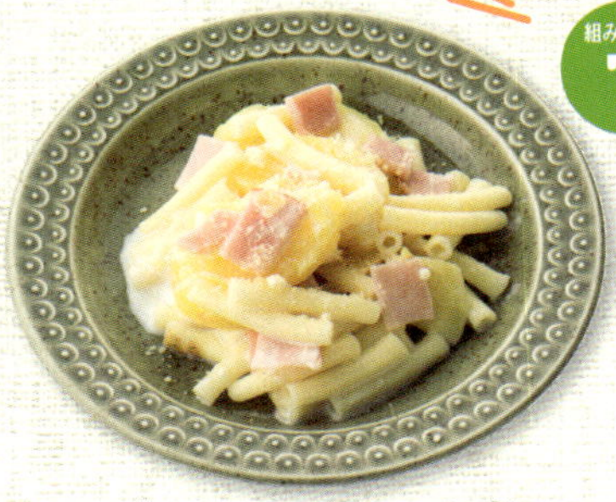

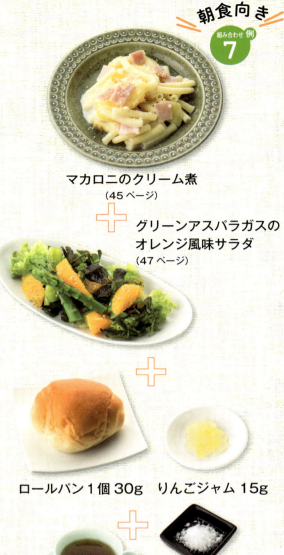

マカロニのクリーム煮
（45 ページ）

＋

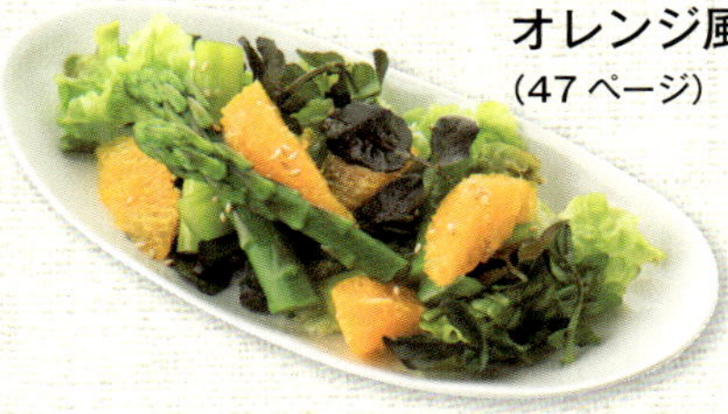

グリーンアスパラガスのオレンジ風味サラダ
（47 ページ）

＋

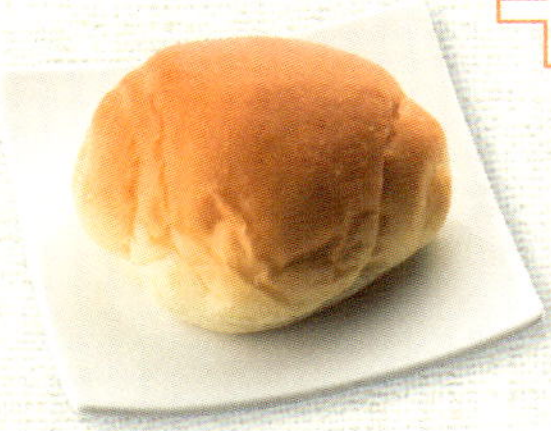

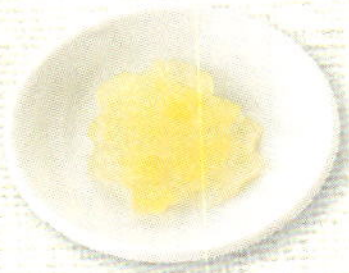

ロールパン１個 30g　りんごジャム 15g

＋

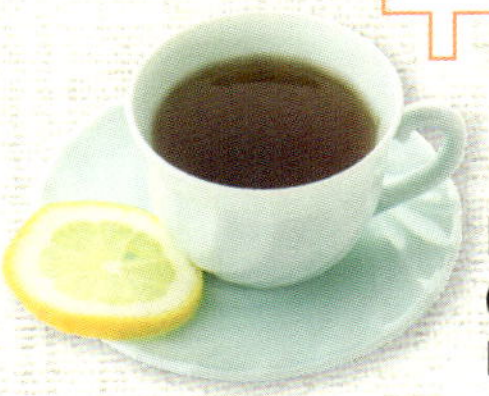

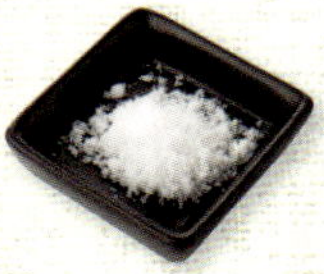

レモンティー
（紅茶１カップ弱、砂糖３g、レモンの輪切り１枚）

クリーム煮のマカロニで炭水化物がとれるので、ロールパンは１個に。低たんぱく質の献立なので肝性脳症のあるかたにもおすすめ。腹水、浮腫が重いかたは水分摂取に注意が必要な場合もあります。

エネルギー	たんぱく質	食塩相当量
466 kcal	13.3 g	1.8 g

朝食向き　組み合わせ例 8

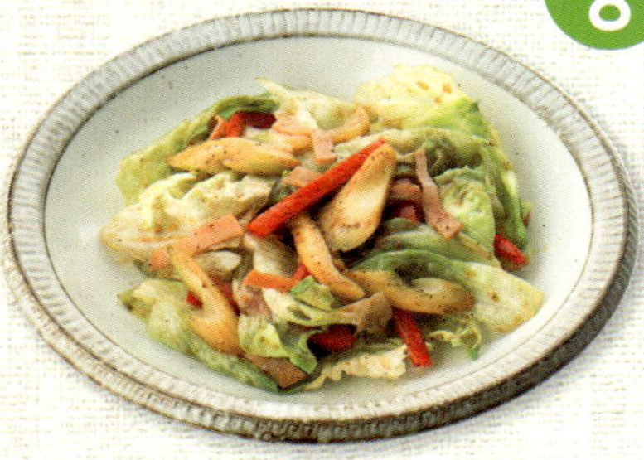

セロリとレタスのオイスターソースいため
（49 ページ）

＋

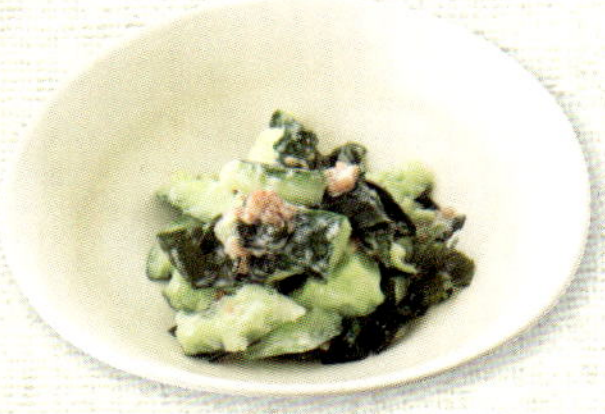

きゅうりとわかめの梅マヨネーズあえ
（30 ページ）

＋

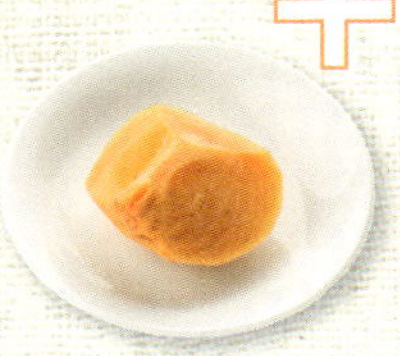

柿 60g

＋

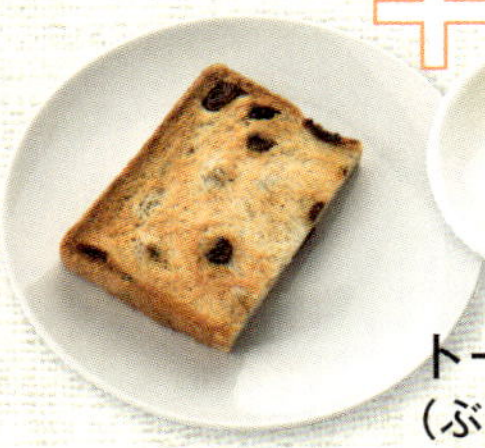

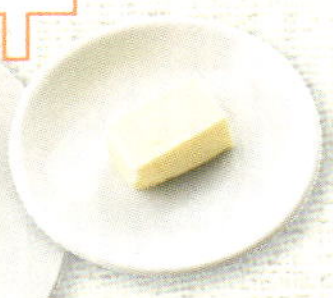

トースト
（ぶどうパン 40g、バター 10g）

＋

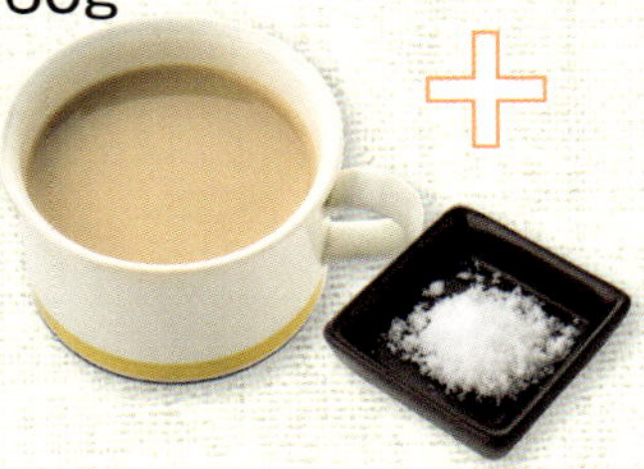

カフェオレ
（コーヒー・牛乳各½カップ、砂糖３g）

たんぱく質食品はいため物のハム 10g だけで野菜中心のおかずを組み合わせているので、たんぱく質がぐんと控えめに。ただしハム、梅干しなどの加工品には塩分がやや多いので、食べすぎないように。

エネルギー	たんぱく質	食塩相当量
424 kcal	11.5 g	2.8 g

肝硬変非代償期（重症の人）

紹介レシピの組み合わせ例

組み合わせ例 1

低たんぱく質食品を利用

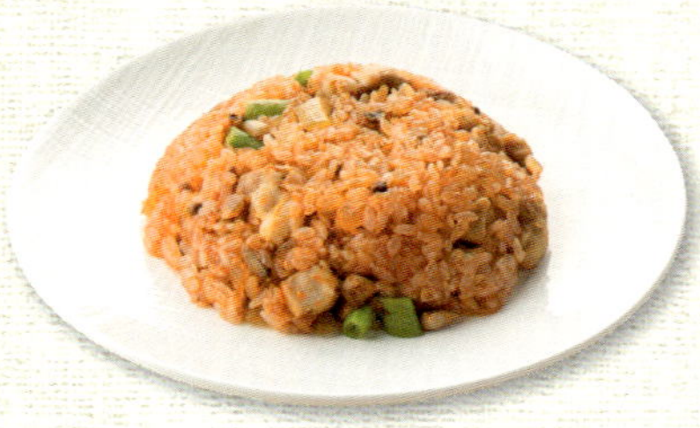

チキンライス
（70 ページ）

＋

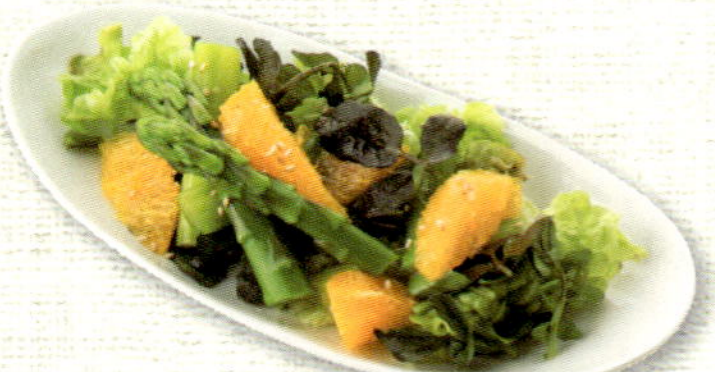

グリーンアスパラガスのオレンジ風味サラダ （47 ページ）

＋

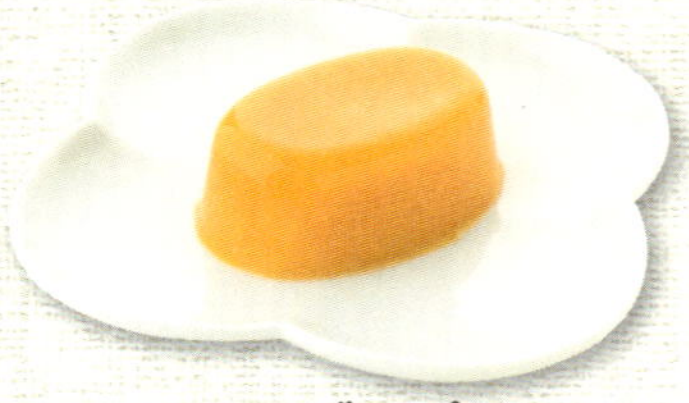

マンゴープリン
（53 ページ）

普通のごはん 180g のたんぱく質は 4.5g なので、1/25（0.2g）におさえた低たんぱく質ごはんをチキンライスに使用。具に鶏肉 30g を使い、サラダとデザートを食べてもたんぱく質は 10g 以内に。

エネルギー	たんぱく質	食塩相当量
645 kcal	9.0 g	2.0 g

組み合わせ例 2

低たんぱく質食品を利用

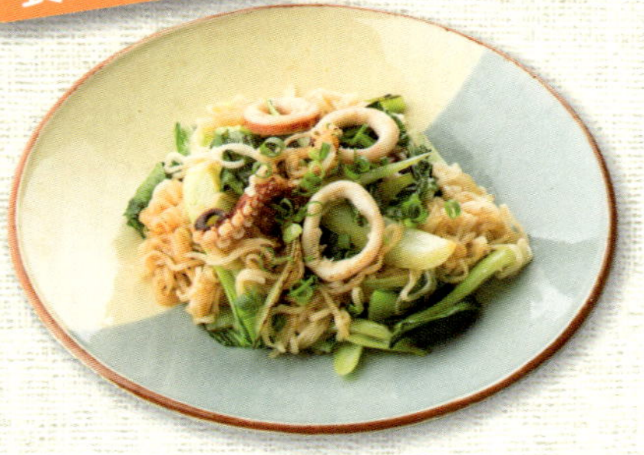

イカの和風焼きそば
（71 ページ）

＋

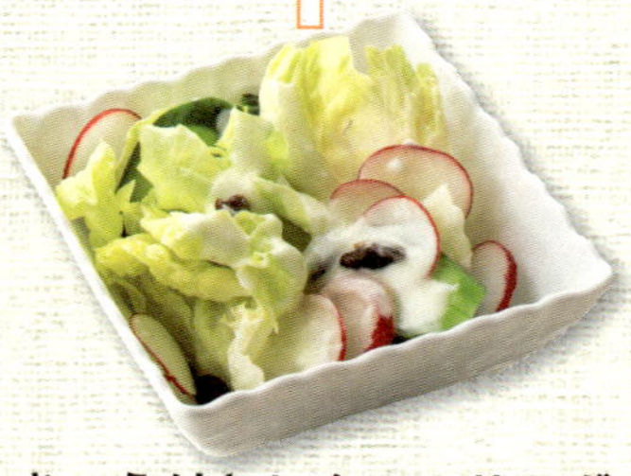

きゅうりとレタスのサラダ ヨーグルト風味ドレッシング
（69 ページ）

＋

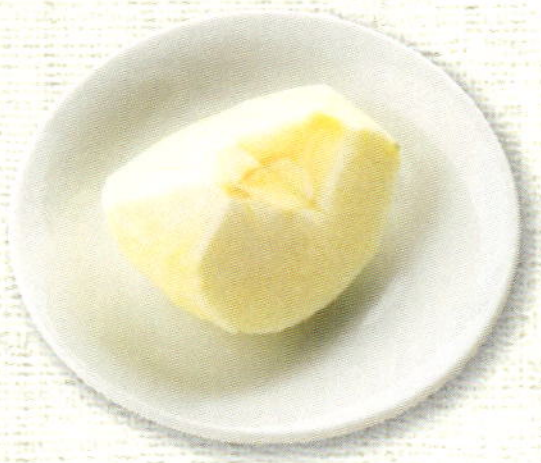

りんご 60g

イカが少量でも食べごたえ充分。普通の焼きそばのめん 150g のたんぱく質は 8.0g ですが、低たんぱく質めんを使うとたんぱく質 2.8g、塩分 0.2g に。食事療法が続けやすくなります。

エネルギー	たんぱく質	食塩相当量
546 kcal	11.3 g	2.5 g

低たんぱく質食品を利用

組み合わせ例 4

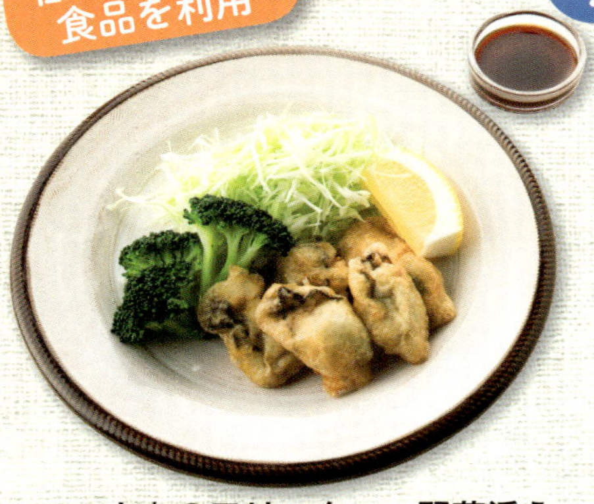

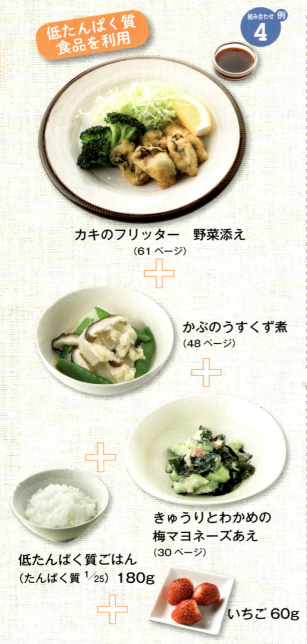

カキのフリッター　野菜添え
（61 ページ）

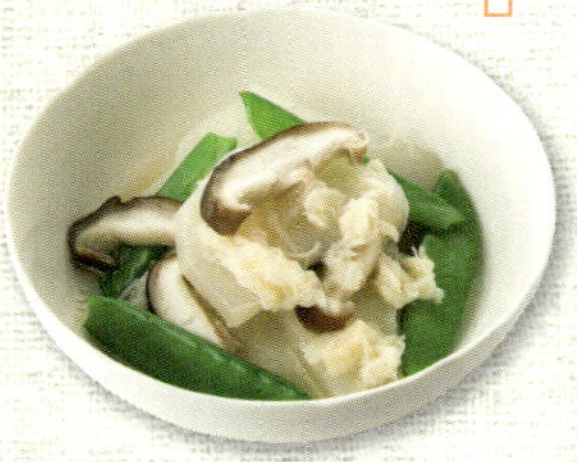

かぶのうすくず煮
（48 ページ）

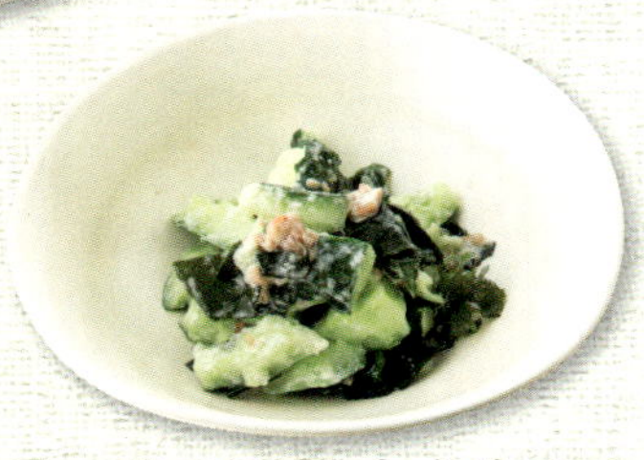

きゅうりとわかめの梅マヨネーズあえ
（30 ページ）

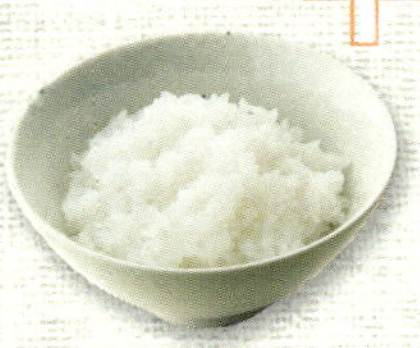

低たんぱく質ごはん
（たんぱく質 1/25） 180g

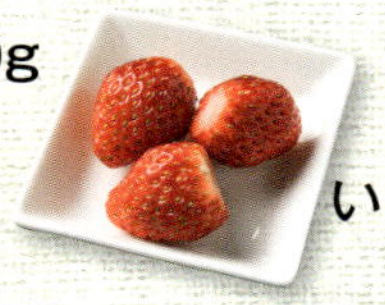

いちご 60g

カキは良質のたんぱく質を含みますが、塩分が多いので、フリッターはレモンを搾って食べます。かぶのうすくず煮のくずあんはできるだけ残すようにすると、塩分は約2.6g になります。

エネルギー	たんぱく質	食塩相当量
615 kcal	14.5 g	3.0 g

朝食向き

組み合わせ例 3

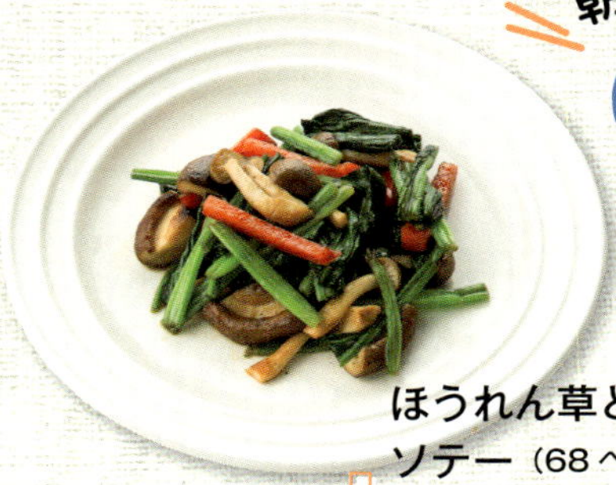

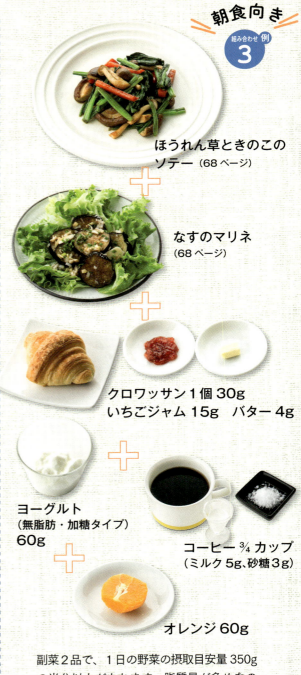

ほうれん草ときのこのソテー（68 ページ）

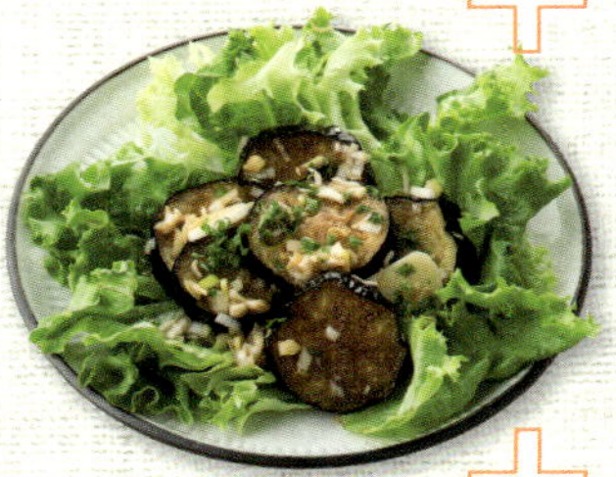

なすのマリネ
（68 ページ）

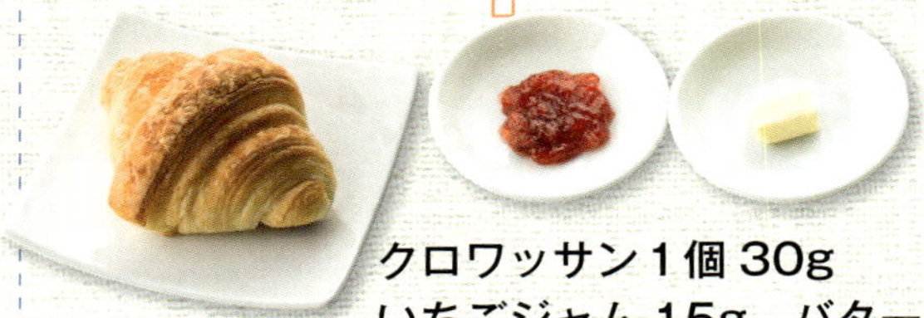

クロワッサン 1 個 30g
いちごジャム 15g　バター 4g

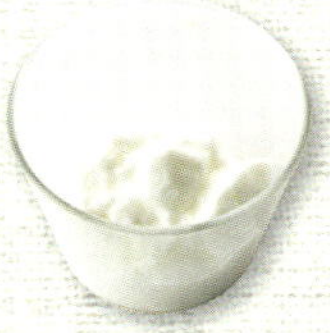

ヨーグルト
（無脂肪・加糖タイプ）
60g

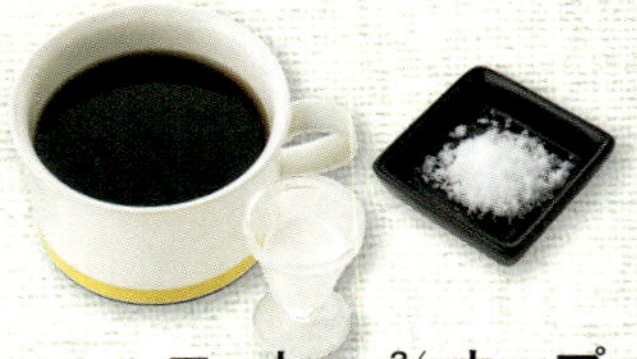

コーヒー ¾ カップ
（ミルク 5g、砂糖 3g）

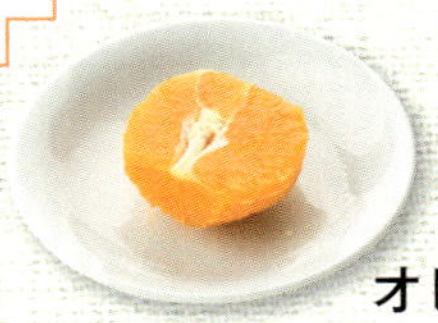

オレンジ 60g

副菜２品で、１日の野菜の摂取目安量 350g の半分以上がとれます。脂質量が多めなので、肥満が気になる人はクロワッサンを食パン 12 枚切り 1 枚やロールパン 1 個（各 30g）にかえましょう。

エネルギー	たんぱく質	食塩相当量
475 kcal	10.8 g	1.8 g

組み合わせ例 5

低たんぱく質
食品を利用

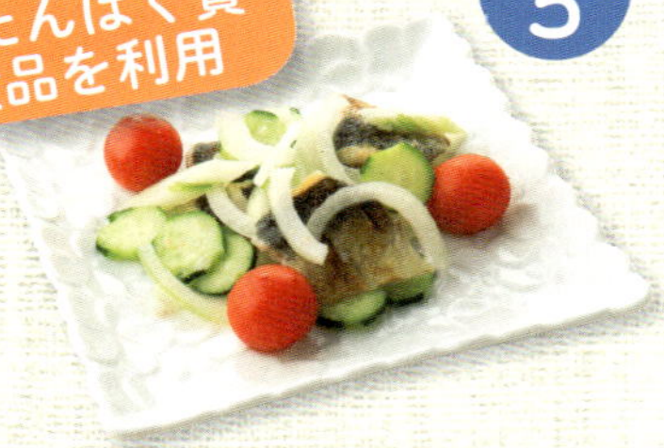

アジのソテーのマリネ
(62ページ)

＋

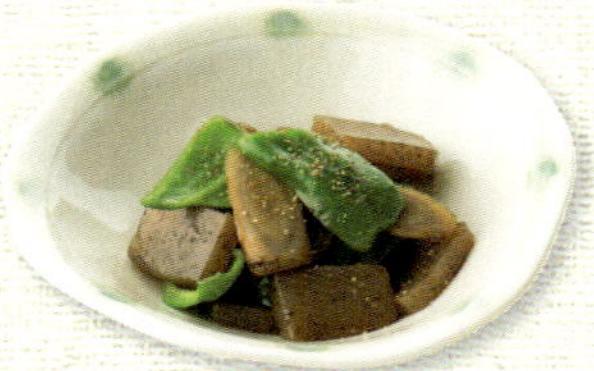

ごぼうとこんにゃくのいため煮
(47ページ)

＋

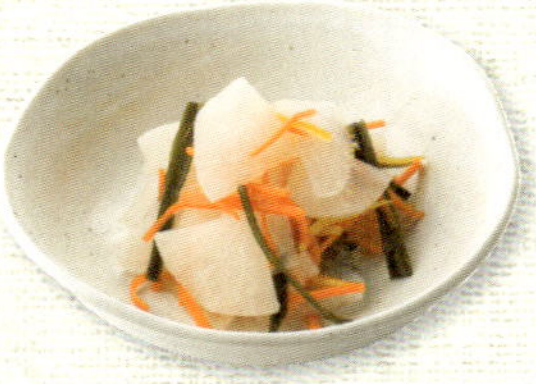

大根の酢漬け
(67ページ)

＋

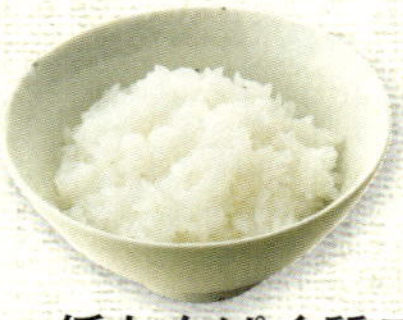

低たんぱく質ごはん
(たんぱく質 1/25)
180g

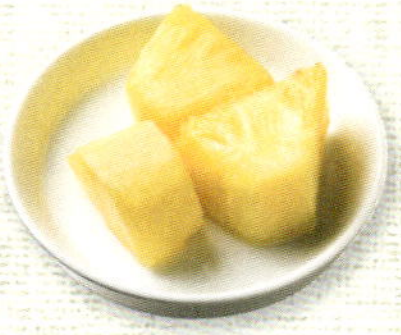

パイナップル
60g

塩分制限があり、汁物をつけられないときにおすすめ。マリネの生野菜、大根の酢漬け、パイナップルなどの食材から水分が補えます。食物繊維もしっかりとれて便秘予防にも役立ちます。

エネルギー	たんぱく質	食塩相当量
637 kcal	15.5 g	2.2 g

組み合わせ例 6

低たんぱく質
食品を利用

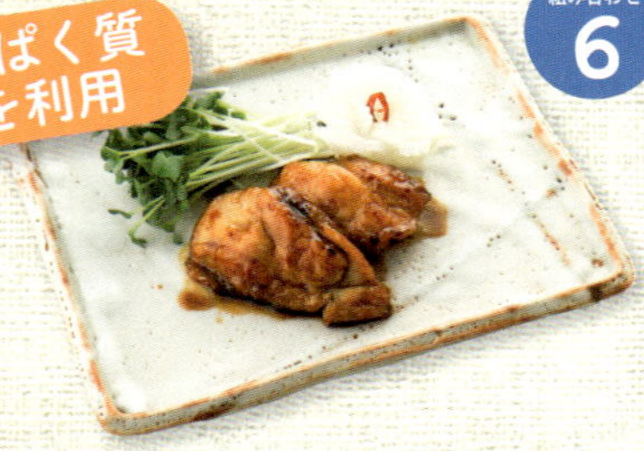

鶏肉のくわ焼き　菊花大根添え
(60ページ)

＋

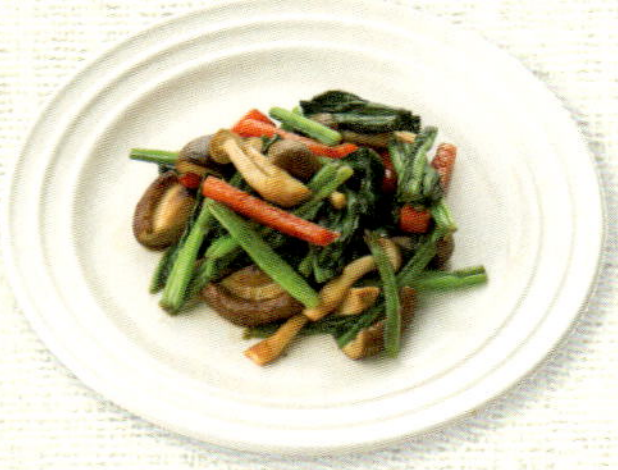

ほうれん草ときのこのソテー
(68ページ)

＋

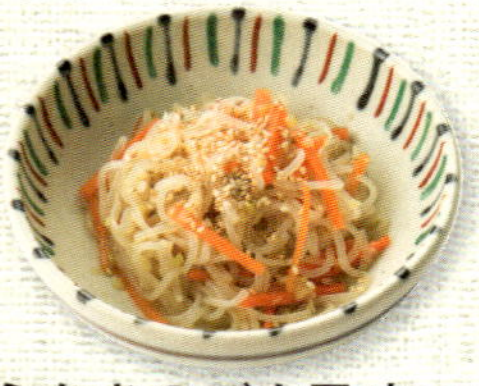

しらたきのごま風味いため
(69ページ)

＋

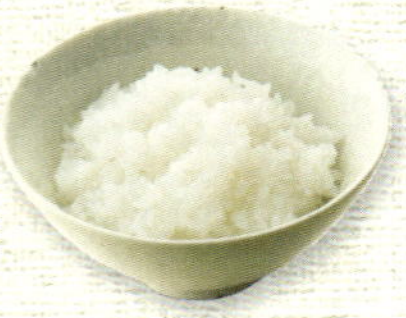

低たんぱく質ごはん
(たんぱく質 1/25)
180g

肝性脳症が重い人は肉類を控えたいので、鶏肉は60gに。盛りつけをくふうしたり、香りのよい副菜を添えてもの足りなさを補います。また、主菜の調味料を減塩しょうゆにかえると、塩分を2.0gに減らせます。

エネルギー	たんぱく質	食塩相当量
692 kcal	15.4 g	2.6 g

組み合わせ例 7

低たんぱく質食品を利用

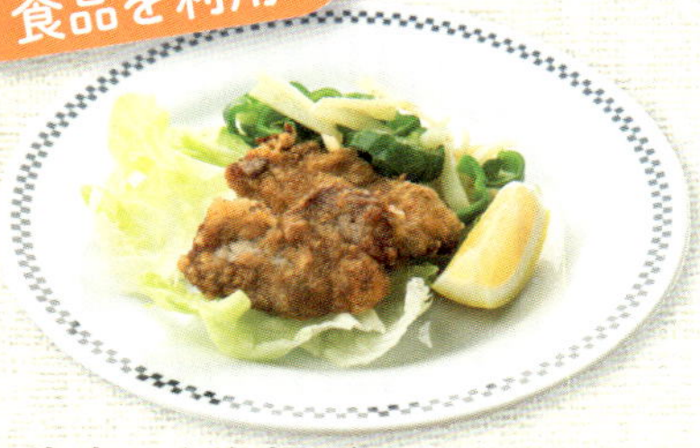

牛肉のから揚げ（63 ページ）

＋

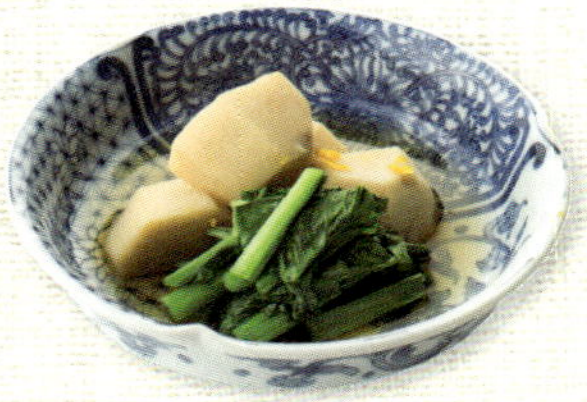

里芋と小松菜のたき合わせ
（66 ページ）

＋

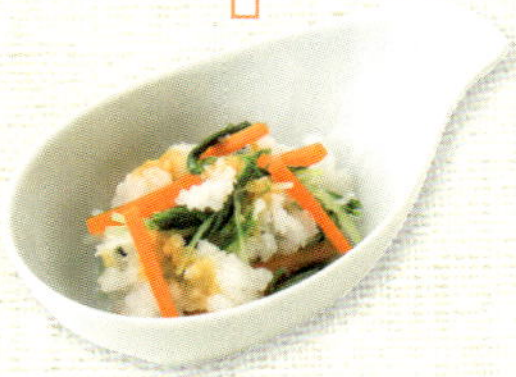

水菜とにんじんのおろしあえ
（46 ページ）

＋

低たんぱく質ごはん
（たんぱく質 1/25）
180g

から揚げは少量の調味料でしっかり下味をつけたり、かたくり粉をからめることで味を包み込み、減塩を感じさせません。煮汁を含んだたき合わせやみずみずしいおろしあえは汁物の役割も。

エネルギー	たんぱく質	食塩相当量
692 kcal	16.9 g	1.9 g

組み合わせ例 8

低たんぱく質食品を利用

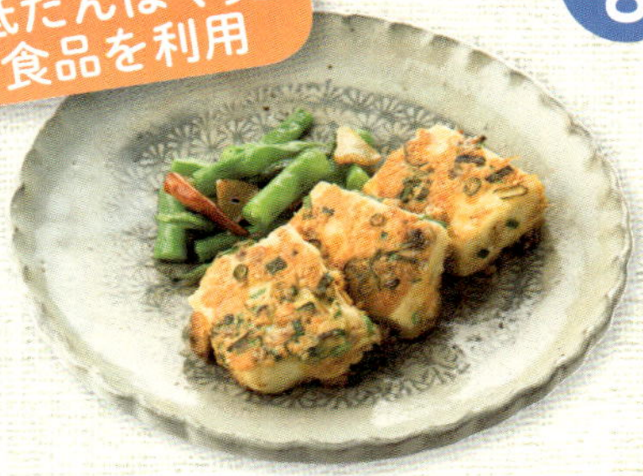

豆腐のピカタ（65 ページ）

＋

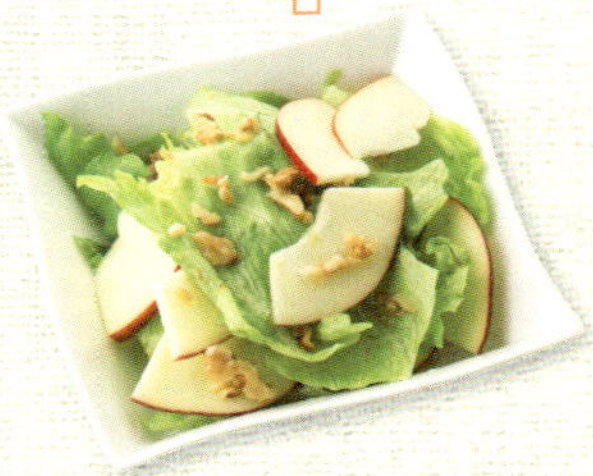

りんごとレタスのサラダ
（29 ページ）

＋

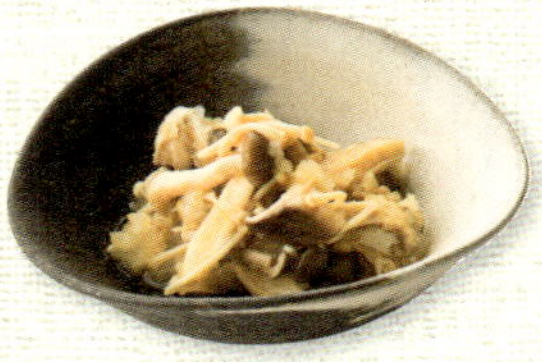

きのこのおろし煮
（66 ページ）

＋

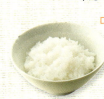

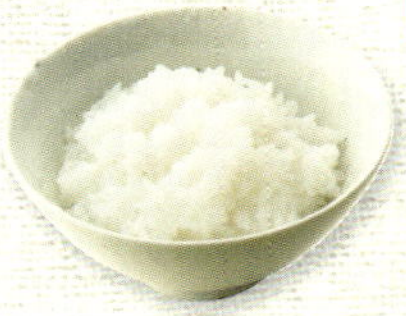

低たんぱく質ごはん
（たんぱく質 1/25）
180g

豆腐に卵の衣をつけるピカタはたんぱく質が約13gになるので、副菜は低たんぱく質の料理を選びます。野菜の中でもレタスや大根のほか、トマトや白菜、きのこ、海藻類はたんぱく質の少ない食品です。

エネルギー	たんぱく質	食塩相当量
713 kcal	16.9 g	2.2 g

教えてドクター！

慢性肝炎・肝硬変 Q&A

健診で「慢性肝炎」「肝硬変」と診断され、不安な気持ちで過ごしているかたのために診察時に患者さんから聞かれることが多い慢性肝炎・肝硬変に関する疑問に、加藤医師が答えます。

Q　B型肝炎、C型肝炎は薬で治るって本当ですか。その薬は副作用がないのでしょうか？

A　この20年でウイルス性肝炎の治療は急速に進み、現在、C型肝炎は抗ウイルス薬でウイルスを排除することが可能になり、肝炎が治る時代になりました。B型肝炎も薬でウイルス量と炎症をおさえることができます。近い将来にはB型肝炎も治る時代が訪れると期待しています。

以前主流だったインターフェロンでの治療は、発熱や倦怠感、頭痛、食欲不振などの副作用が強く、高齢者には使えないというデメリットがありました。しかし、新しい治療薬は薬の効果が高く、副作用がほとんどないのが特長です。

Q　C型肝炎といわれました。知人から鉄制限が必要だと聞いたのですが…

A　かつてC型肝炎の人は鉄の摂取制限が必要でしたが、薬を服用して3か月でウイルスが消える時代になったので、食事療法は必要なくなりました。

ただしB型肝炎の人は肝硬変への進行を早めないためにも、太らないことがたいせつです。本書のレシピを参考に脂質のとりすぎに注意しましょう。

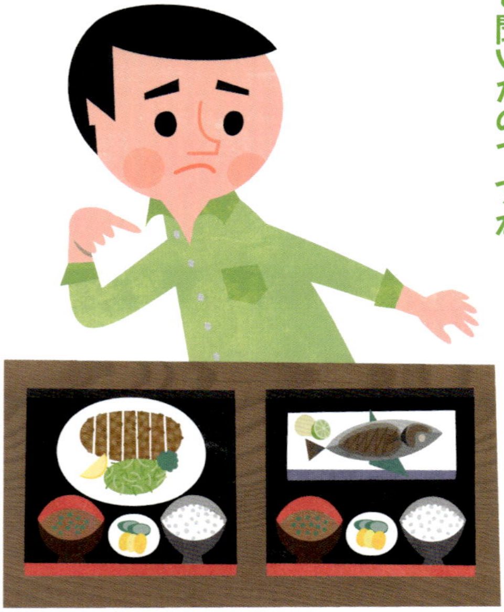

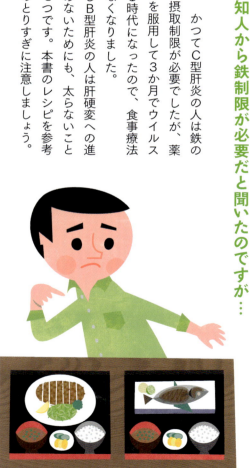

Q C型肝炎のキャリアです。血液検査が基準値以内なら治療を受けなくてもよいでしょうか？

A

血液検査の基準値はあくまでも健康な人の95%が入る範囲として決められているもの。基準値と肝臓に炎症が起こっているかどうかは別と考えてください。肝臓に炎症が起こって肝細胞の破壊と再生がくり返されると、肝臓の線維化が進行し、肝硬変から肝がんを発症するリスクが高まります。

ひと昔前まではＡＳＴやＡＬＴが基準値より上まわったり血小板の数が少なくなってから治療を始めていましたが、今は副作用がなく効果が高い薬があるのですから、基準値以内であってもウイルスがあることが確かめられたら治療は受けるべきです。

Q 検診で慢性肝炎が見つかりました。このまま肝硬変になってしまうのでしょうか？

A

慢性肝炎はほとんど症状が見られません。軽い肝炎のまま経過するケースもありますが、約7割は徐々に「肝臓の線維化」が進み、治療しないとその3～4割が10年～30年で肝硬変に、さらに肝がんが発生しやすくなります。肝炎ウイルスが見つかったら抗ウイルス薬での治療や肝臓の炎症をおさえる治療を行ないます。

また慢性肝炎であれば、特に食事制限はありません。本書で紹介したように脂肪や塩分、糖質のとりすぎに注意しながら、ビタミン、ミネラル、食物繊維を意識したバランスのよい食事を心がけることを指導しています。

Q 肝炎ウイルスに感染しているかどうかの検査は何度も受けなければならないのですか？

A

輸血や入れ墨などをしなければ、それほど感染する機会はないので検査は一度受ければ充分です。ウイルスに感染すると抗体ができます。ウイルス抗体検査で陽性が出るのは過去に感染したか、今もウイルスを持っている場合です。陽性だったら「ＲＮＡ（ウイルス遺伝子検査）」でウイルス量を調べ、ウイルスを持っていると診断されたら治療を始めます。ウイルス遺伝子検査で陰性の場合は、過去に感染していたことがあっても今は消失していることがわかります。感染して抗体ができていても、自然にウイルスが排出されて治っているということです。

Q 肝炎ウイルスのキャリアです。歯科医に伝えたほうがよいでしょうか？

A

歯科治療に限らず、また肝炎ウイルスのキャリアであってもなくても、医療現場では正しい処置や消毒を行なうことが標準となっています。私は肝炎ウイルスのキャリアであれば、歯科や他科を受診するときに肝炎ウイルスのキャリアであることを話してほしいと考えています。医療者やほかの患者さんに感染させないように、さらに充分に注意を促せるからです。

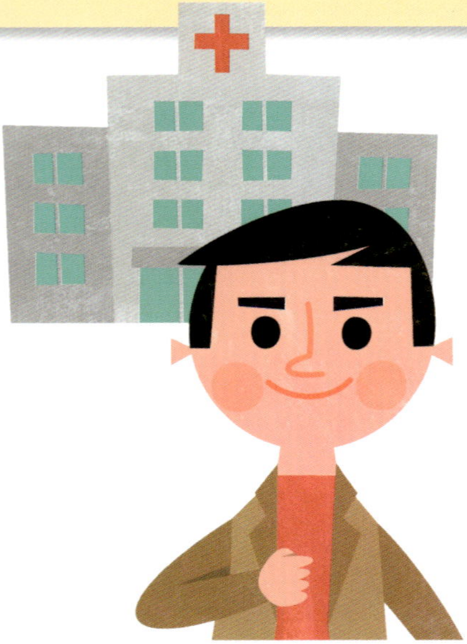

Q 肝炎が治れば肝がんになる心配はないのでしょうか？

A

治療によってウイルスが排除されると肝臓の線維化がストップし、むしろ改善するともいわれています。だからといって、肝がんになる確率は低くなりますが、肝がんの危険性がゼロになったわけではありません。ウイルスが消失しても定期的な血液検査、超音波やCTなどの画像診断など、5年から10年間は経過を見ることが必要です。

Q 肝硬変非代償期です。たんぱく質制限、塩分制限を指導されています。一生続けていくのでしょうか？

A

肝臓の機能が低下すると、アンモニアを解毒することができずに血液中のアンモニア濃度が上昇します。血液中に放出されたアンモニアは脳に達し、肝性脳症を起こします。重症になると昏睡状態などの意識障害を起こすこともあります。肝性脳症の発症をおさえるには食事からとるたんぱく質量を制限し、血液中のアンモニア濃度を下げることが必要です。

また肝臓がかたくなることで胃や腸から血液が戻りにくくなったり、アルブミンが減って血液がもれやすくなり、腹水がたまります。水分調節をするホルモンが過剰に分泌《ぶんぴつ》されることで尿が出にくくなり、浮腫《ふしゅ》の症状も現われます。これらの症状をおさえるには塩分制限が必要になります。食事療法は一生続けていくことになりますが、薬で症状を緩和し、たんぱく質や塩分を調整すれば食事を楽しむことも可能です。

Ｃ型肝炎と診断されました。同じ食器を使ったり、いっしょになべを食べたりして家族やほかの人にうつることはないのでしょうか？

Ｂ型肝炎もＣ型肝炎も血液を介して感染するものです。ウイルスが多量に含まれている体液で感染する可能性はありますが、普通に食事をいっしょにする程度ではうつることはありません。また次のようなことを守れば、日常生活では感染する機会はほとんどありません。

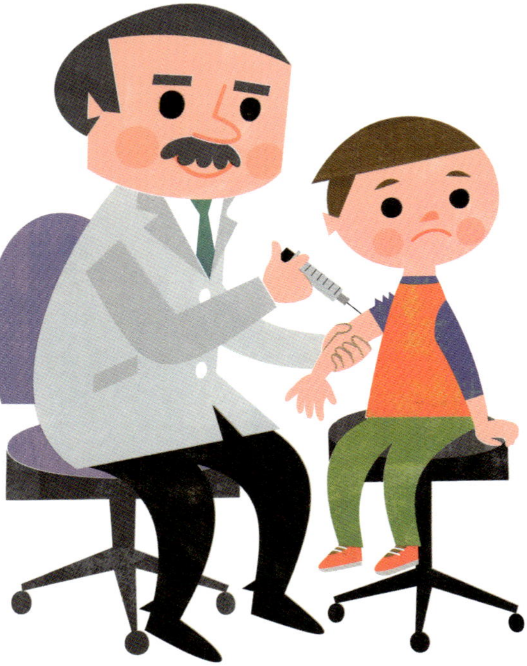

・食器は共有してもかまわないが、血液が付着しているおそれがあるカミソリ、歯ブラシは専用とする。
・乳幼児との日常の接触は問題ないが、食べ物の口移しはしない。
・外傷、皮膚炎、鼻血、月経血は自分で処置をする。
・血液の付着物はビニールに包んで自分で捨てる。
・献血はしない。
・唾液や鼻水は自分で始末し、しっかりと手洗いを行なう。
・Ｂ型肝炎なら配偶者や子どもにはワクチンなどの予防接種を行なう。

ＢＣＡＡ製剤ってどんな薬ですか？

ＢＣＡＡ（分岐鎖アミノ酸）はバリン、ロイシン、イソロイシンの３つのアミノ酸の総称です。肝臓の機能が低下すると、肝臓のかわりに筋肉でアンモニアが処理されます。そのときにＢＣＡＡが消費されるのです。また糖質を蓄える力が落ちて糖質が不足したときにもＢＣＡＡがエネルギー源となり、体内のＢＣＡＡが低下します。このような場合にＢＣＡＡ製剤で栄養を補います。ＢＣＡＡ製剤は血液中のアルブミン値を上げて栄養状態を改善するほか、肝性脳症の再発予防にも役立ちます。

食事が食べられる人はＢＣＡＡ顆粒製剤（1包16kcal）、食欲がなく食事が困難な人はＢＣＡＡ栄養剤（1包200kcal）でエネルギーを調整します。

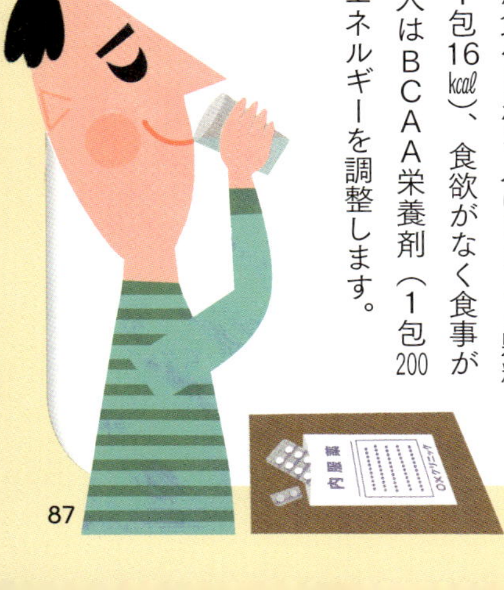

Q 肝硬変の代償期と非代償期の境界線はあるのでしょうか？非代償期から代償期など徐々に改善することは無理でしょうか？

A

肝硬変の度合いを見る分類法に「チャイルド・ピュー分類」（10ページ参照）があります。これはあくまでも肝性脳症や腹水の程度、アルブミン値などの検査数値によって肝硬変の代償期か非代償期かを判断する一つの目安であって、明確な境界線ではありません。

肝硬変の病態は日々変化していますし、症状や合併症の現われ方も個人差があります。治療を続けることで炎症がおさえられると、肝臓の機能が改善することもあります。

ご自分の身体を管理するという意識を持って適切な治療を受け、病気と向き合ってください。

Q 肝硬変では安静が必要ですか？運動は控えたほうがよいのでしょうか？

A

肥満が病気の進行に関連していることがわかり、肝臓病でも適度に運動するほうがよいと考えられています。肝硬変の患者さんには、1日30分前後の歩行運動をおすすめしています。心地よい疲れを感じ、汗をかく程度の運動が目安です。運動することによって筋肉が維持でき、気分がリラックスして生活の活動範囲が広がるので、ＱＯＬ（生活の質）が向上します。

ただし身体がだるいときは無理をせず、休むこともたいせつです。体調が戻れば運動を再開し、継続してください。また黄疸《おうだん》が出ていて腹水、浮腫《ふしゅ》、肝性脳症が見られるときはストレッチくらいにして、運動は控えましょう。

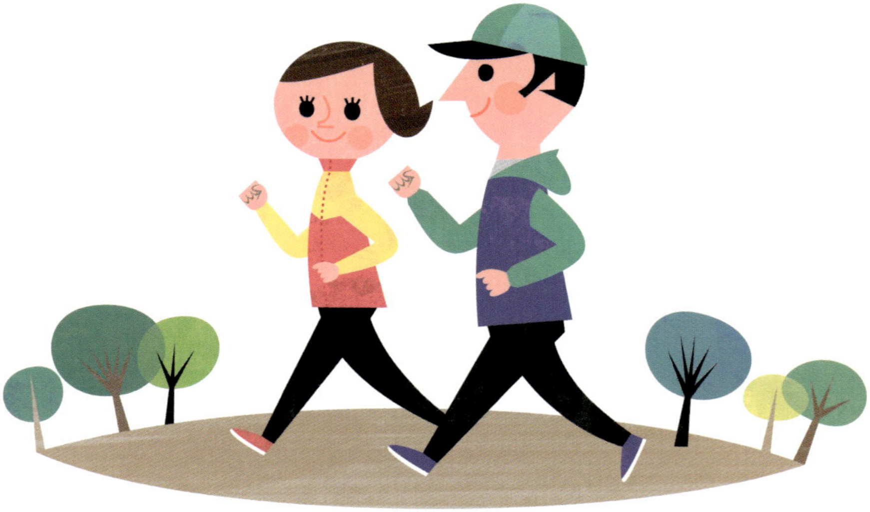

無理なく
たんぱく質制限を
続けられる

たんぱく質調整食品

主食からとるたんぱく質を減らして満足感のあるおかずに

主食のごはんやパン、めんにはたんぱく質が含まれます。主菜の肉や魚などの量をある程度減らしても、普通のごはんを食べてしまうとたんぱく質の摂取量を思うように減らせません。そこで活用したいのが「たんぱく質調整食品」。低たんぱく質食の人のための治療用食品です。

たとえば、普通のごはん180gだとたんぱく質量は4.5gですが、「たんぱく質1/25」のごはんにすれば0.2gになり、4g以上のたんぱく質を減らすことができます。ごはんのほか、パン、うどんやスパゲティなどのめん類もあります。主食からとるたんぱく質を減らした分を主菜にまわせるので、おかずを極端に減らさずに満足感のある献立作りができます。

●おもな主食と栄養成分調整食品の栄養価を比べてみると…

食品名	エネルギー kcal	たんぱく質 g	脂質 g	炭水化物 g
ごはん茶わん1杯 180 g	302	4.5	0.5	66.8
たんぱく質調整（1/35）ごはん1パック 180g	299	0.1	0.9	72.5
たんぱく質調整（1/25）ごはん1パック 180g	292	0.2	0.7	71.1
たんぱく質調整（1/5）ごはん1パック 180g	292	0.9	0.7	70.4
食パン 100 g（6枚切り1⅔ 枚）	260	9.0	4.2	46.6
たんぱく質調整食パン 1枚 100g	260	0.5	5.9	50.3
干しうどん乾 80 g	278	6.8	0.9	57.5
たんぱく質調整うどん乾 80g	294	0.2	3.0	66.6
スパゲティ乾 100 g	379	12.2	1.9	73.9
たんぱく質調整スパゲティ乾 100g	357	0.4	0.7	87.2
油揚げめん（焼きそば）※ 65 g	297	5.8	13.7	37.6
たんぱく質調整油揚げめん（焼きそば）65 g	328	2.8	15.5	44.2

※メーカーから公表された市販品の成分値をもとに編集部で算出。ソースや具の成分値も含む。

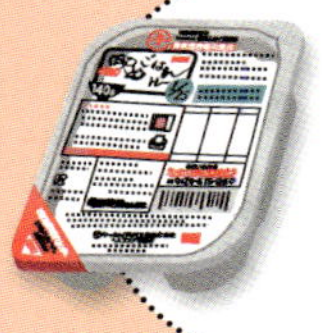

ごはんが低たんぱく質になるのはなぜ？

低たんぱく質のごはんは、酵素や乳酸菌などを用いて、洗った米からたんぱく質を除去して作ります。たんぱく質を普通のごはんの1/35に減らしたもの、1/25や1/5に減らしたものなどがあり、おもにパックごはんになっています。ほかに、パンやめんなども低たんぱく質のものがあります。

たんぱく質調整食品は（株）ヘルシーネットワーク（0120-236-977）で購入することができます。
かかりつけの医師や管理栄養士などの指導を得て、ご利用ください。

栄養成分値一覧

・文部科学省『日本食品標準成分表2015年版（七訂）』に基づいて算出しています。
同書に記載のない食品は、それに近い食品（代用品）の数値で算出しました。
・栄養成分値は1人分（1回分）あたりの値です。
・市販品はメーカーから公表された成分値のみ合計しています。
・数値の合計の多少の相違は計算上の端数処理によるものです。

慢性肝炎から肝硬変代償期の献立

料理名	掲載（ページ）	エネルギー（kcal）	たんぱく質（g）	脂質（g）	コレステロール（mg）	炭水化物（g）	食物繊維総量（g）	カリウム（mg）	カルシウム（mg）	鉄（mg）	亜鉛（mg）	ビタミンA（レチノール活性当量）（μg）	ビタミンB1（mg）	ビタミンB2（mg）	ビタミンC（mg）	食塩相当量（g）
朝　食	18	553	22.5	27.9	338	53.3	4.5	602	203	2.5	2.4	211	0.21	0.61	42	1.8
昼　食	19	549	21.8	10.8	41	89.7	6.3	1013	87	2.5	3.4	159	0.77	0.24	57	2.6
夕　食	19	634	30.4	21.4	75	78.6	6.4	1276	181	4.5	2.5	266	0.47	0.53	80	2.9
合計		1736	74.7	60.1	454	221.6	17.2	2891	471	9.5	8.3	636	1.45	1.38	179	7.3

肝硬変非代償期（軽症の人）の献立

料理名	掲載（ページ）	エネルギー（kcal）	たんぱく質（g）	脂質（g）	コレステロール（mg）	炭水化物（g）	食物繊維総量（g）	カリウム（mg）	カルシウム（mg）	鉄（mg）	亜鉛（mg）	ビタミンA（レチノール活性当量）（μg）	ビタミンB1（mg）	ビタミンB2（mg）	ビタミンC（mg）	食塩相当量（g）
朝　食	36	451	13.2	17.1	26	61.5	3.5	727	132	1.2	1.3	80	0.26	0.21	56	2.0
昼　食	37	551	21.3	19.1	151	72.3	5.0	809	105	2.3	2.7	118	0.42	0.38	54	1.9
夕　食	37	658	19.6	21.7	35	97.3	12.4	1281	183	3.3	4.8	267	0.35	0.39	59	2.1
合計		1660	54.1	57.9	212	231.1	20.9	2817	420	6.8	8.8	465	1.03	0.98	169	6.0

肝硬変非代償期（重症の人）の献立

料理名	掲載（ページ）	エネルギー（kcal）	たんぱく質（g）	脂質（g）	コレステロール（mg）	炭水化物（g）	食物繊維総量（g）	カリウム（mg）	カルシウム（mg）	鉄（mg）	亜鉛（mg）	ビタミンA（レチノール活性当量）（μg）	ビタミンB1（mg）	ビタミンB2（mg）	ビタミンC（mg）	食塩相当量（g）
朝　食	54	398	9.0	20.3	114	47.4	4.1	628	64	1.8	0.9	242	0.17	0.22	53	1.9
昼　食	55	588	8.1	19.6	40	88.6	3.4	663	88	1.2	2.1	158	0.21	0.19	37	2.2
夕　食	55	655	16.7	25.5	85	84.8	8.0	1153	91	2.3	2.7	122	0.36	0.39	78	1.6
合計		1641	33.8	65.4	239	220.8	15.5	2444	243	5.3	5.7	522	0.74	0.80	168	5.7

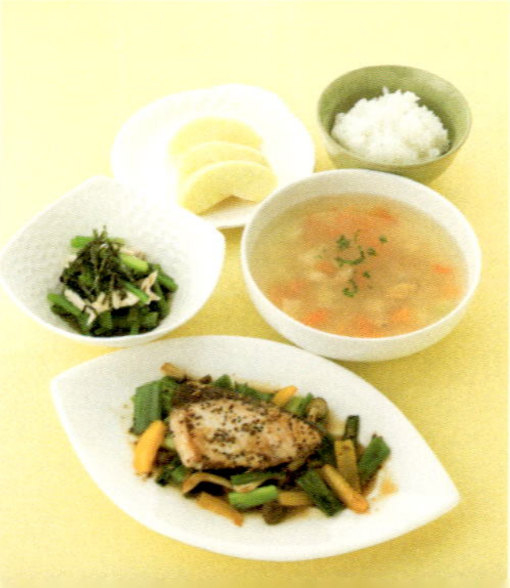

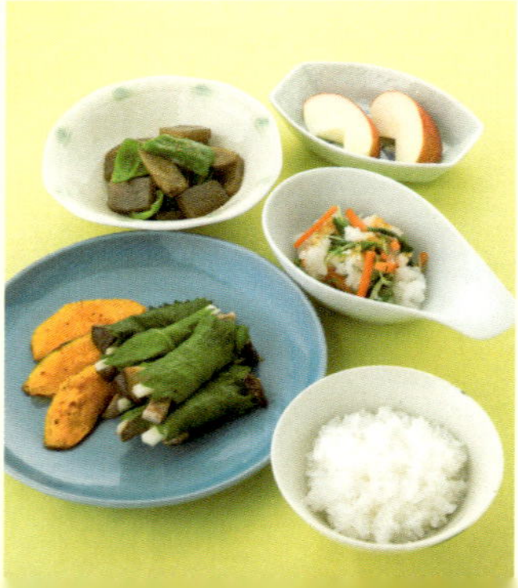

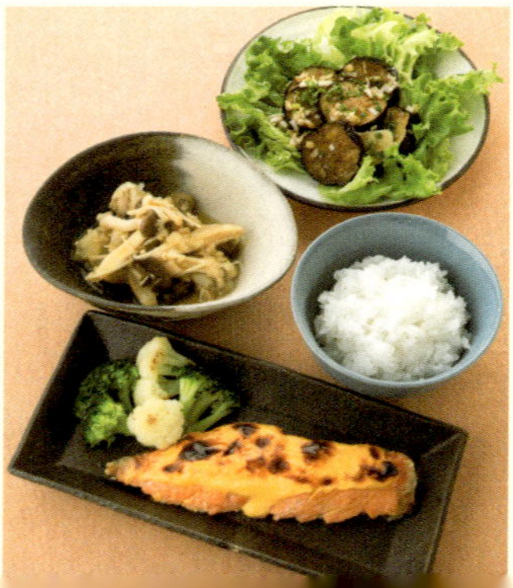

慢性肝炎から肝硬変代償期

料理名	掲載（ページ）	エネルギー（kcal）	たんぱく質（g）	脂質（g）	コレステロール（mg）	炭水化物（g）	食物繊維総量（g）	カリウム（mg）	カルシウム（mg）	鉄（mg）	亜鉛（mg）	ビタミンA（レチノール活性当量）（µg）	ビタミンB_1（mg）	ビタミンB_2（mg）	ビタミンC（mg）	食塩相当量（g）
ブリのソテー黒酢ソースかけ	20	272	18.9	18.7	58	6.2	2.1	530	34	1.5	0.8	132	0.26	0.37	46	0.9
豚肉のソテー オレンジソースかけ	20	217	19.4	8.3	61	14.6	1.6	613	32	1.3	2.0	43	0.87	0.25	34	1.1
サワラのかぶら蒸し	22	216	22.3	8.1	80	10.9	1.7	711	46	1.4	1.2	12	0.13	0.37	15	1.2
牛肉のステーキ きのこソースかけ	23	286	21.9	17.5	69	8.1	2.2	627	28	2.0	4.9	29	0.14	0.33	38	1.3
鶏ささ身の包み揚げ	24	339	22.5	16.1	107	24.6	3.5	880	73	1.6	1.3	482	0.22	0.30	22	1.8
サケと野菜の焼き浸し ゆず風味	25	183	21.6	4.0	41	15.4	3.8	782	25	1.0	1.1	146	0.35	0.32	27	1.0
豆腐の鶏みそかけ	26	256	19.4	11.8	32	16.6	2.6	584	205	3.0	1.6	205	0.19	0.20	10	1.6
コーンとカテージチーズのオムレツ	27	172	12.1	11.6	325	3.8	1.7	225	56	1.7	1.3	158	0.09	0.40	36	0.6
小松菜と鶏ささ身のわさびあえ	28	37	5.8	0.5	13	2.5	1.1	401	105	1.8	0.3	157	0.08	0.11	24	0.6
ポテトグラタン	28	172	4.0	12.0	25	11.9	1.0	280	75	0.3	0.6	68	0.06	0.07	21	0.3
きのこと野菜の白あえ	29	98	6.4	5.0	0	9.1	2.7	322	109	1.2	0.9	74	0.14	0.11	1	0.8
りんごとレタスのサラダ	29	115	1.4	9.8	0	6.9	1.3	145	16	0.3	0.2	15	0.03	0.02	3	0.3
青梗菜《ちんげんさい》の からしじょうゆあえ	30	34	3.6	0.6	24	4.6	1.5	261	83	1.0	0.5	116	0.08	0.08	14	1.1
きゅうりとわかめの 梅マヨネーズあえ	30	37	1.2	2.4	5	3.6	1.5	173	33	0.4	0.2	33	0.03	0.03	10	0.6
切り干し大根と根菜の きんぴら風	31	84	2.3	5.1	3	8.2	1.8	207	41	0.5	0.5	69	0.08	0.05	14	0.8
長芋の酢の物	31	57	3.7	0.3	7	10.4	1.1	368	30	0.5	0.8	11	0.08	0.04	12	0.8
和風カレー	32	222	13.5	9.6	34	19.6	3.2	466	40	1.5	1.5	147	0.54	0.18	8	1.7
エビとブロッコリーのパスタ	33	454	23.0	9.1	76	69.8	7.1	688	99	2.4	2.7	56	0.39	0.27	63	1.6
アサリのスープ	34	26	1.3	0.2	4	5.3	1.0	178	24	0.6	0.2	16	0.03	0.03	8	1.3
具だくさんのけんちん汁	34	90	5.4	3.5	0	9.9	2.3	452	74	0.9	0.7	43	0.10	0.06	4	1.4
パイナップルのジェラート	35	77	2.4	0.8	3	14.9	0.2	152	80	0.1	0.3	11	0.05	0.10	3	0
黒みつ豆乳プリン	35	66	3.3	1.9	0	9.6	1.1	210	24	1.3	0.3	0	0.03	0.02	0	0

料理名	掲載（ページ）	エネルギー（kcal）	たんぱく質（g）	脂質（g）	コレステロール（mg）	炭水化物（g）	食物繊維総量（g）	カリウム（mg）	カルシウム（mg）	鉄（mg）	亜鉛（mg）	ビタミンA（レチノール活性当量）（μg）	ビタミンB_1（mg）	ビタミンB_2（mg）	ビタミンC（mg）	食塩相当量（g）
肝硬変非代償期（軽症の人）																
鶏つくねの甘酢あん	38	215	13.3	9.5	48	18.8	3.7	540	33	1.4	1.3	59	0.11	0.22	8	1.4
カツオの中国風刺し身	38	138	14.1	6.7	29	4.3	1.4	375	48	1.5	0.7	66	0.10	0.14	11	0.9
牛肉の青じそ巻き かぼちゃのソテー添え	40	287	13.2	18.6	35	18.3	4.4	699	46	1.5	2.9	180	0.16	0.29	22	1.2
サンマと野菜のトマト煮	41	292	14.6	19.8	46	13.1	3.3	627	52	1.5	0.9	56	0.10	0.26	24	1.4
サバと野菜の甘酢あんかけ	42	304	12.7	15.6	73	25.4	1.5	368	24	1.1	0.9	115	0.16	0.22	21	1.7
豚肉の香味揚げ レモン風味の粉吹き芋添え	43	325	13.9	21.8	37	14.9	1.0	472	20	0.8	1.2	29	0.48	0.14	22	1.0
豆腐のひき肉はさみ焼き	44	220	12.7	15.6	15	5.9	1.4	418	121	1.9	1.5	62	0.26	0.13	13	0.9
マカロニのクリーム煮	45	237	7.9	13.0	26	21.6	1.2	340	83	0.5	0.8	61	0.18	0.14	26	1.1
ズッキーニともやしの ナムル風いため	46	61	3.3	4.3	4	3.7	1.8	257	14	0.5	0.4	11	0.08	0.08	11	0.6
水菜とにんじんのおろしあえ	46	20	1.1	0.1	0	4.3	1.7	286	77	0.8	0.2	81	0.04	0.06	22	0.3
グリーンアスパラガスの オレンジ風味サラダ	47	86	2.2	5.4	0	8.4	1.7	275	44	0.8	0.4	59	0.14	0.11	34	0.3
ごぼうとこんにゃくのいため煮	47	101	1.4	5.1	0	12.5	4.1	199	56	0.7	0.5	5	0.03	0.03	13	0.7
キャベツの ホットポン酢しょうゆかけ	48	25	1.2	0.1	0	5.6	1.4	195	28	0.3	0.2	18	0.04	0.03	30	0.5
かぶのうすくず煮	48	43	3.9	0.2	9	7.1	1.6	245	26	0.4	0.6	5	0.05	0.06	17	0.9
セロリとレタスの オイスターソースいため	49	87	3.2	5.6	4	6.3	1.6	421	41	0.5	0.4	41	0.10	0.07	28	1.5
れんこんのごまマヨネーズあえ	49	131	3.1	7.7	3	13.7	2.3	291	101	1.1	0.7	8	0.11	0.04	33	0.6
鶏肉ときのこのつけうどん	50	453	18.5	9.3	46	66.5	5.4	484	44	1.4	1.8	47	0.20	0.25	11	3.8
サケと卵のチャーハン	51	421	15.2	13.4	142	56.9	1.7	289	34	1.1	1.7	55	0.23	0.21	3	0.9
竹の子とわかめのスープ	52	26	1.6	1.3	0	3.6	1.8	198	14	0.2	0.4	11	0.05	0.06	3	1.1
根菜ときのこのみそ汁	52	98	4.3	4.5	0	11.3	2.3	341	35	0.9	0.5	71	0.11	0.08	13	1.2
マンゴープリン	53	82	0.6	0.3	1	20.8	1.6	117	18	0.2	0.1	34	0.03	0.05	14	0
りんごの赤ワイン煮	53	108	0.3	0.2	0	21.4	1.4	142	6	0.2	0.1	2	0.02	0.01	9	0

肝硬変非代償期（重症の人）

料理名	掲載（ページ）	エネルギー（kcal）	たんぱく質（g）	脂質（g）	コレステロール（mg）	炭水化物（g）	食物繊維総量（g）	カリウム（mg）	カルシウム（mg）	鉄（mg）	亜鉛（mg）	ビタミンA（レチノール活性当量）（μg）	ビタミンB1（mg）	ビタミンB2（mg）	ビタミンC（mg）	食塩相当量（g）
豚肉とキャベツのゆずこしょういため	56	189	12.3	11.3	34	9.2	2.6	392	36	0.7	1.4	12	0.53	0.18	34	1.3
サケの黄金焼き 温野菜添え	56	229	12.8	17.6	84	4.5	2.3	418	32	0.9	0.9	70	0.14	0.19	61	0.4
ホタテのホワイトソース焼き	58	194	13.3	9.9	47	11.2	0.8	372	80	0.4	1.3	80	0.07	0.15	14	0.7
肉団子と白菜の煮物	59	234	11.9	11.8	80	18.1	2.3	448	53	1.2	1.9	29	0.40	0.22	17	1.3
鶏肉のくわ焼き 菊花大根添え	60	214	10.9	13.6	54	8.5	0.5	262	16	0.6	1.1	40	0.08	0.12	9	1.3
カキのフリッター 野菜添え	61	212	8.7	9.4	31	22.7	2.9	338	92	1.8	8.2	35	0.10	0.23	61	1.3
アジのソテーのマリネ	62	180	13.1	8.9	41	9.6	1.4	466	62	0.7	0.9	36	0.12	0.11	15	1.0
牛肉のから揚げ	63	288	12.9	19.2	42	13.3	1.7	461	24	1.4	2.9	35	0.11	0.16	39	0.8
キャベツ入りスクランブルエッグ	64	89	4.6	6.4	108	3.3	1.0	159	36	0.6	0.5	74	0.07	0.14	23	0.5
豆腐のピカタ	65	265	12.9	19.2	126	9.8	2.7	392	204	2.5	1.5	98	0.16	0.24	11	1.2
きのこのおろし煮	66	34	2.4	0.3	0	7.4	3.1	399	18	0.6	0.5	0	0.12	0.13	8	0.7
里芋と小松菜のたき合わせ	66	86	2.6	0.2	0	17.5	2.6	753	79	1.6	0.4	104	0.10	0.08	20	0.8
野菜のラタトゥイユ	67	86	1.7	3.2	0	13.3	2.5	326	18	0.4	0.3	151	0.06	0.06	25	1.0
大根の酢漬け	67	26	0.5	0.1	0	6.2	1.4	221	24	0.2	0.1	36	0.02	0.02	12	0.5
なすのマリネ	68	93	1.4	7.1	1	6.2	2.1	284	31	0.6	0.3	52	0.06	0.06	9	0.4
ほうれん草ときのこのソテー	68	87	3.1	6.9	6	5.3	3.6	692	42	1.8	0.9	305	0.14	0.24	45	0.8
きゅうりとレタスのサラダ ヨーグルト風味ドレッシング	69	83	1.5	5.7	2	7.1	1.0	255	49	0.4	0.3	56	0.05	0.06	12	0.5
しらたきのごま風味いため	69	91	1.2	6.1	0	8.3	3.2	94	92	0.7	0.3	70	0.02	0.02	2	0.5
チキンライス	70	476	6.3	13.6	38	81.9	1.7	266	17	0.5	0.6	52	0.07	0.10	5	1.7
イカの和風焼きそば	71	428	9.7	18.8	75	53.0	1.1	390	65	0.8	0.8	96	0.07	0.08	15	2.0

料理名	掲載（ページ）	エネルギー（kcal）	たんぱく質（g）	脂質（g）	コレステロール（mg）	炭水化物（g）	食物繊維総量（g）	カリウム（mg）	カルシウム（mg）	鉄（mg）	亜鉛（mg）	ビタミンA（レチノール活性当量）（μg）	ビタミンB_1（mg）	ビタミンB_2（mg）	ビタミンC（mg）	食塩相当量（g）
慢性肝炎から肝硬変代償期　紹介レシピの組み合わせ例																
1 サケと野菜の焼き浸しの献立	72	593	34.9	9.0	65	94.1	9.7	1673	194	3.4	3.4	326	0.68	0.49	88	3.5
2 牛肉のステーキの献立	72	642	31.5	18.9	81	84.1	6.3	1366	101	3.6	7.1	57	0.38	0.43	99	3.3
3 鶏ささ身の包み揚げの献立	73	713	33.4	22.1	107	94.5	8.8	1499	213	3.3	3.3	592	0.51	0.44	35	2.9
4 サワラのかぶら蒸しの献立	73	609	32.9	14.8	107	84.3	6.7	1371	192	3.4	3.3	203	0.48	0.53	68	3.2
5 和風カレーの献立	74	586	21.1	13.7	42	92.7	6.1	867	159	2.3	2.9	192	0.74	0.33	22	2.4
6 エビとブロッコリーのパスタの献立	74	563	25.1	14.8	79	83.5	9.3	1081	163	3.0	3.1	114	0.45	0.34	115	2.1
7 ポテトグラタンの献立	75	568	14.8	30.5	36	60.4	4.8	762	136	2.3	1.6	112	0.17	0.14	24	1.5
8 コーンとカテージチーズのオムレツの献立	75	502	19.2	22.6	347	56.1	5.3	568	108	2.5	2.0	228	0.19	0.48	69	2.0
肝硬変非代償期（軽症の人）　紹介レシピの組み合わせ例																
1 豆腐のひき肉はさみ焼きの献立	76	704	22.6	26.1	15	93.8	9.3	1112	223	3.8	3.5	139	0.54	0.26	40	2.7
2 鶏つくねの甘酢あんの献立	76	585	23.0	10.9	55	99.0	9.1	1442	164	3.3	3.5	152	0.38	0.35	104	2.5
3 豚肉の香味揚げの献立	77	696	23.2	26.5	61	87.4	6.3	1135	129	2.5	3.0	296	0.75	0.30	62	3.1
4 カツオの中国風刺し身の献立	77	584	24.0	15.7	32	88.1	8.9	1232	180	3.6	3.0	76	0.50	0.34	67	2.3
5 サケと卵のチャーハンの献立	78	590	18.7	17.9	146	82.0	5.0	688	55	1.9	2.2	67	0.32	0.30	22	1.5
6 豚肉ときのこのつけうどんの献立	78	564	19.7	9.7	46	94.7	8.3	757	79	1.8	2.0	83	0.24	0.32	70	3.8
7 マカロニのクリーム煮の献立	79	466	13.3	21.2	26	56.2	3.8	673	146	1.6	1.5	121	0.35	0.29	65	1.8
8 セロリとレタスのオイスターソースいための献立	79	424	11.5	21.4	42	48.4	4.9	997	206	1.4	1.3	185	0.23	0.29	81	2.8
肝硬変非代償期（重症の人）　紹介レシピの組み合わせ例																
1 チキンライスの献立	80	645	9.0	19.3	38	111.2	5.0	658	79	1.5	1.2	145	0.23	0.26	53	2.0
2 イカの和風焼きそばの献立	80	546	11.3	24.6	78	69.5	2.9	685	116	1.4	1.0	152	0.12	0.15	30	2.5
3 ほうれん草ときのこのソテーの献立	81	475	10.8	26.4	21	51.5	6.9	1289	170	2.9	1.7	393	0.30	0.44	80	1.8
4 カキのフリッターの献立	81	615	14.5	12.3	45	113.1	7.4	859	161	2.6	9.0	74	0.19	0.32	125	3.0
5 アジのソテーのマリネの献立	82	637	15.5	14.3	41	110.8	8.3	975	148	1.7	1.5	78	0.22	0.17	56	2.2
6 鶏肉のくわ焼きの献立	82	692	15.4	26.8	60	96.6	7.7	1048	150	3.2	2.2	415	0.24	0.36	56	2.6
7 牛肉のから揚げの献立	83	692	16.9	19.7	42	109.5	6.7	1500	181	3.8	3.5	220	0.20	0.30	82	1.9
8 豆腐のピカタの献立	83	713	16.9	29.5	126	98.6	7.6	936	239	3.4	2.2	114	0.31	0.37	22	2.2

標準計量カップ・スプーンによる重量表 (g) 実測値

食品名	小さじ(5ml)	大さじ(15ml)	カップ(200ml)
水・酒・酢	5	15	200
あら塩（並塩）	5	15	180
食塩・精製塩	6	18	240
しょうゆ（濃い口・うす口）	6	18	230
みそ（淡色辛みそ）	6	18	230
みそ（赤色辛みそ）	6	18	230
みりん	6	18	230
砂糖（上白糖）	3	9	130
グラニュー糖	4	12	180
はちみつ	7	21	280
メープルシロップ	7	21	280
ジャム	7	21	250
油・バター	4	12	180
ラード	4	12	170
ショートニング	4	12	160
生クリーム	5	15	200
マヨネーズ	4	12	190
ドレッシング	5	15	—
牛乳（普通牛乳）	5	15	210
ヨーグルト	5	15	210
脱脂粉乳（スキムミルク）	2	6	90
粉チーズ	2	6	90
トマトピュレ	6	18	230
トマトケチャップ	6	18	240
ウスターソース	6	18	240
中濃ソース	7	21	250
わさび（練り）	5	15	—
からし（練り）	5	15	—
粒マスタード	5	15	—
カレー粉	2	6	—
豆板醤・甜麺醤	7	21	—
コチュジャン	7	21	—
オイスターソース	6	18	—
ナンプラー	6	18	—
めんつゆ（ストレート）	6	18	230
めんつゆ（3倍希釈）	7	21	240
ポン酢しょうゆ	6	18	—
焼き肉のたれ	6	18	—
顆粒だしのもと（和洋中）	3	9	—
小麦粉（薄力粉・強力粉）	3	9	110
小麦粉（全粒粉）	3	9	100
米粉	3	9	100
かたくり粉	3	9	130
上新粉	3	9	130
コーンスターチ	2	6	100
ベーキングパウダー	4	12	—
重曹	4	12	—
パン粉・生パン粉	1	3	40
すりごま	2	6	—
いりごま	2	6	—
練りごま	6	18	—
粉ゼラチン	3	9	—
煎茶・番茶・紅茶（茶葉）	2	6	—
抹茶	2	6	—
レギュラーコーヒー	2	6	—
ココア（純ココア）	2	6	—
米（胚芽精米・精白米・玄米）	—	—	170
米（もち米）	—	—	175
米（無洗米）	—	—	180

- あら塩（並塩）　ミニスプーン（1ml）＝ 1.0g
- 食塩・精製塩　ミニスプーン（1ml）＝ 1.2g
- しょうゆ　ミニスプーン（1ml）＝ 1.2g
- 胚芽精米・精白米・玄米1合（180ml）＝ 150g
- もち米1合（180ml）＝ 155g
- 無洗米1合（180ml）＝ 160g

2017年1月改訂

◎ STAFF

- 料理作成・スタイリング／フード・アイ
- カバーデザイン／鈴木住枝（Concent,Inc）
- 本文デザイン・DTP ／春日井智子（ダグハウス）
- 撮影／岡田ナツ子
- イラスト／鶴岡ふみの
- 校閲／くすのき舎
- 編集／小森かおる

食事療法おいしく続けるシリーズ
おかずレパートリー
慢性肝炎・肝硬変

2018 年 4 月 30 日　初版第 1 刷発行

著者　加藤眞三、鈴木和子、大木いづみ
発行者　香川明夫
発行所　女子栄養大学出版部
〒 170-8481　東京都豊島区駒込 3-24-3
電話　03-3918-5411（営業）
03-3918-5301（編集）
ホームページ　http://www.eiyo21.com
振替　00160-3-84647
印刷所　凸版印刷株式会社

ISBN978-4-7895-1866 - 6

著者プロフィール

◎医療監修

加藤眞三（かとう・しんぞう）

医学博士。慶應義塾大学看護医療学部教授、内科医。1980 年慶應義塾大学医学部卒業、同大学院医学研究科を修了後、ニューヨーク市立大学マウントサイナイ医学部研究員、東京都立広尾病院内科医長、内視鏡科科長、慶應義塾大学医学部・内科学専任講師を経て、現職。専門分野は健康科学、病態科学。特に消化器内科、肝臓病を専門とする。おもな著書に『脂肪肝・NASH《ナッシュ》・アルコール性肝炎の安心ごはん』『慢性肝炎・肝硬変の安心ごはん』『胆石・胆のう炎・膵炎の安心ごはん』『おかずレパートリー　脂肪肝・非アルコール性脂肪肝炎・アルコール性肝炎』（ともに女子栄養大学出版部）、『患者の力：患者学で見つけた医療の新しい姿』（春秋社）など。

◎栄養指導・献立作成

鈴木和子（すずき・かずこ）

元　慶應義塾大学病院食養管理室課長、管理栄養士。
現　東京家政大学非常勤講師、管理栄養士。

◎**大木いづみ**（おおき・いづみ）

慶應義塾大学病院食養管理室課長、管理栄養士。